"十四五"时期国家重点出版物出版专项规划项目

胁肋痛

中医常见及重大疑难病证专辑文献研究丛书

丛书总主编　王春艳　贾　杨

丛书总主审　张如青

主　编　胡颖翀

主　审　郑军　许岷

上海科学技术出版社

图书在版编目（ＣＩＰ）数据

胁肋痛 / 胡颖翀主编. -- 上海 ：上海科学技术出
版社，2023.1
（中医常见及重大疑难病证专辑文献研究丛书 / 王
春艳，贾杨总主编）
ISBN 978-7-5478-6013-7

Ⅰ．①胁… Ⅱ．①胡… Ⅲ．①肋痛－研究 Ⅳ.
①R256.43

中国版本图书馆CIP数据核字(2022)第221139号

本套丛书由上海市进一步加快中医药事业发展三年行动计划(2018—
2020)项目"中医常见病证专辑文献研究"[项目编号：ZY(2018—2020)-
CCCX-3001]资助出版。

胁肋痛

主编　胡颖翀

上海世纪出版(集团)有限公司
上海科学技术出版社 出版、发行
(上海市闵行区号景路 159 弄 A 座 9F - 10F)
邮政编码 201101　　www.sstp.cn
山东韵杰文化科技有限公司印刷
开本 787×1092　1/16　印张 6.75
字数 100 千字
2023 年 1 月第 1 版　2023 年 1 月第 1 次印刷
ISBN 978 - 7 - 5478 - 6013 - 7/R·2668
定价：42.00 元

本书为"中医常见及重大疑难病证专辑文献研究丛书"中的一种,围绕中医伤科胁肋痛的历代经典古籍文献展开论述,胁肋痛通常以一侧或两侧胁肋部疼痛为主要病证表现,其在现代医学中与之对应的疾病范围广泛。本书包括上、下两篇,上篇为胁肋痛历代文献精粹,包括疾病专论、常用方药、外治法;下篇为胁肋痛历代名家经验,包括历代名医医论医话、历代医案。全书旨在从古籍文献中挖掘整理、系统分析历代医家诊治胁肋痛的学术和实践精华,从古籍文献中寻找理论根基和临床实践的源泉。

本书可供中医临床工作者、中医文献研究者、中医院校师生及中医爱好者参考阅读。

内 容 提 要

丛书编委会名单

总　主　审　张如青

学术顾问委员会　（按姓氏笔画排序）

马胜民　石印玉　曲丽芳　刘立公　许　岷
李　萍　李其忠　杨杏林　吴银根　何新慧
宋　瑜　张　仁　张如青　张殷建　张婷婷
陈　熠　郑　军　郑　岚　胡国华　祝峻峰
徐列明　徐莲薇　黄素英　虞坚尔　薛　征

总　主　编　王春艳　贾　杨

编　　委　（按姓氏笔画排序）

王　炎　王　峰　王　琼　王春艳　石　云
叶明柱　毕丽娟　苏丽娜　杨枝青　肖定洪
吴　杰　张本瑞　张雪丹　陈　晖　陈　静
陈稳根　胡颖翀　姜春雷　贾　杨　顾钧青
徐　红　徐立思　唐斌擎　蔡　珏

组编单位　上海市中医文献馆

本书编委会名单

中医药发展已上升为国家战略，《中华人民共和国中医药法》规定："国家采取措施支持对中医药古籍、著名中医药专家的学术思想和诊疗经验以及民间中医药技术方法的整理、研究和利用。"《中医药事业中长期发展规划（2016—2030）》明确："实施中医药传承工程，全面系统继承历代各家学术理论、流派及学说，全面系统继承当代名老中医药专家学术思想和临床诊疗经验，总结中医优势病种临床基本诊疗规律。"《中共中央 国务院关于促进中医药传承创新发展的意见》指出："挖掘和传承中医药宝库中的精华精髓。加强典籍研究利用，编撰中华医藏，制定中医药典籍、技术和方药名录，建立国家中医药古籍和传统知识数字图书馆。"习近平总书记多次提到要"深入发掘中医药宝库中的精华"，而中医药古籍文献正是这一宝库的真实载体和精华所在。

尤其《中医药"十四五"发展规划》还明确："开展国家中医优势专科建设，以满足重大疑难疾病防治临床需求为导向，做优做强骨伤、肛肠、儿科、皮肤科、妇科、针灸、推拿及脾胃病、心脑血管病、肾病、肿瘤、周围血管病等中医优势专科专病，巩固扩大优势，带动特色发展。制定完善并推广实施一批中医优势病种诊疗方案和临床路径，逐步提高重大疑难疾病诊疗能力和疗效水平。"可见系统开展历代医家诊治各类疑难杂病、常见病的学术思想、临床经验、流派特色的挖掘研究和转化应用已成行业共识，必将迎来一个研究高潮，其中文献研究更是理论策源的根基，不可缺少，至关重要，将中医古今文献的挖掘研究与当代临床实践紧密结合,也必将成为未来中医药事业发展的一条重要路径。

上海市中医文献馆自 1956 年建馆以来从未间断对历代名医名著的临床经验挖掘研究,本丛书是在既往工作经验基础上,立足于对当代临床常见病及重大疑难病证的古籍文献的系统性、综合性挖掘研究,实乃创新之举。其目标是对历代名家关于当代临床多发病及重大疑难病证的古籍文献进行全方位、系统性归类整理和分析研究。

本丛书从整理挖掘历代中医药文献(包括从中医书籍、期刊、讲义、未刊抄本等)入手,对历代医家的医论医话、经典发微、医史研究、典型医案、临床经验等进行挖掘,对其中的学术观点、有效方剂、用药特色、辨证思维、加减化裁、特色技术、适宜技术等加以挖掘汇聚、分类整理和比较研究。各分册内容大体包括疾病概述、专病病因病机、专病辨证论治、专病特色方药、专病其他特色疗法(针法、灸法、外治法、推拿按摩、民间偏验方、食疗养生方、治未病与康复),以及专病历代名家经验(包括历代名医医论医话、历代名医经典医案)。各分册根据各自特点或增加个性化章节 2～3 章。

本丛书包括《喘证》《臌胀》《肿瘤》《崩漏》《胎漏胎动不安》《绝经前后诸证》《不寐》《腰痛》《胁肋痛》《青盲》《丹毒》《口疮》《湿疹》《瘾疹》《小儿疳证》《小儿惊风》等内外妇儿伤等各科疾病的 16 个分册,在当代中医药常见病及重大疑难病证文献研究方面具有代表性,总计 300 余万字,丛书及各分册主审均为相关领域的文献研究专家与临床专家,有效确保了本丛书的编撰质量。

本丛书承续上海市中医文献馆在建馆之初组织编写的《中医专病专辑》丛书及其在全国产生广泛影响的历史经验,创新编写体例,突出名医—名流—名著—名术—名方—特色方药的经验传承,突出特色诊疗技术和理论创新,与时俱进;利用现代检索等研究手段,聚焦于医家诊疗中具有特色优势的专病诊疗经验,从历代文献中挖掘整理、系统分析提炼临证精华。通过文献研究进行全方位、系统性归类整理和比较研究,从古籍文献中寻找理论根基和临床实践的源泉,力争做到古今文献深度融合、药物和非药物疗法结合、内服外用方药结合、繁简用方用药结合、名医医论医话与典型医案结合、原文和编者按有机结合、文献与临床研究相结合。

作为上海市中医药三年行动计划项目的重要成果,本丛书的研究编写始终坚持研究与传播相结合、项目建设与人才培养结合、馆内外专家结合。以成果为导向,目的是培养一批具有较高学术水平的中医临床文献研究人员和中医临床专家,突破文献馆研究资源的局限,将中医临床文献研究的主编和编委队伍向馆外优秀中医文献研究机构和各大临床机构的骨干专家拓展,通过团结合作有效提升项目的参与度,提高研究成果的质量。

文献是中医药宝库精华的重要传播载体,是挖掘宝库精华的根基所在和理论创新源泉。希望通过本丛书的出版,进一步深化与提升中医药临床文献研究的底蕴和价值,为构筑起一座沟通融合中医文献与临床之间的桥梁做出积极探索。

编　者

2022 年 8 月

胁部,在胸壁两侧,包括腋部以下至第12肋骨部分;肋部,包括12对肋骨所对应的胸廓部分。胁部和肋部常被统称为胁肋部。中医胁肋痛通常以一侧或两侧胁肋部疼痛为主要病证表现,其在现代医学中与之对应的疾病范围广泛,涉及肝胆、脾胃、心肺、胸膜、皮肤、肋骨等多个器官组织。在以往出版的胁痛专辑中,总体内容更偏重于内科病证,囊括的现代疾病有肝胆系结石与感染、急慢性肝炎、肝硬化、消化不良、恶性肿瘤、带状疱疹以及部分心肺系疾病。单就伤科胁肋痛而言,同样常见,诊疗方法则与内科胁痛有异有同,作为专病专辑值得单独整理。

　　本书秉承古为今用的目的,以伤科胁肋痛为统纲,在查询中医相关数据库的基础上,对古今中医文献中胁肋痛(伤科)的病因病机、遣方用药、相关医案等内容进行了整理收录,力图呈现胁肋痛(伤科)的诊治体系和发展脉络,便于中医骨伤科医生参考。对完善中医胁肋痛(伤科)的治疗思路和遣方用药具有一定的参考价值。

目
录

胁肋痛历代文献精粹

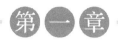

疾 病 专 论

第一节 病 名 概 述

在中国古代医学文献中,与胁肋痛含义相近的病名还有胁痛、胁下痛、肋痛、季肋痛等。这些病名所涉病因、病机多有不同,但都表现出胁肋部疼痛的病候,这些历史病名时至今日仍有使用。值得注意的是部分中医历史病名经过重新定义成为现代中医术语,古代病名通常只有经过术语化过程才能成为现代中医的学术语言。利用回溯方法,展开古代疾病研究,通常需要先处理古今病名的对应问题,既要确定与古代病名相对应的现代中医病名,又要明确古代病名可能与现代医学的何种疾病相对应。其次,需要比较与界定古代医学文献中的相似病名,以处理文献中相似病名混用的情况。

与胁肋痛、胁痛、胁下痛、肋痛、季肋痛等古代病名在古代医学文献中的界定有所不同,现代中医学术界对胁肋痛和胁痛分别重新做了定义,具体见中华人民共和国国家标准《中医临床诊疗术语疾病部分》(GB/T 16751.1—1997)。该标准将胁肋痛归为躯体痹、痿、瘤等病类,将胁痛归为症状性名称,两者释义不同(表1-1)。

表1-1 胁肋痛和胁痛的区别

胁肋痛(20.33)	胁痛(22.30)
因胁肋部经气不和所致。以肌肤沿肋骨相引掣痛为主要表现的痛病类疾病	自觉一侧或两侧胁肋部疼痛的症状。胁痛可归属于广义的胸痛范畴。其病机特点为气机郁滞,脉络失和,疏泄不利。胁痛为肝胆、胁肋部病变的常见症状之一,如肝癌、肝痈、肝热病、肝著、鼓胀、胆瘅、胆胀、悬饮、肥气、干胁痛、胁肋痛等病均可导致

基于此标准,胁肋痛、胁痛都被重新定义,这是术语规范的需要。其中胁痛涵义丰富,而胁肋痛则相对简单,不涉及脏腑疾病,属于躯体痹、痿等病类的一种,大致与伤科范畴吻合。本书采取此定义,将胁肋痛视为伤科的范畴,

展开专病专辑的整理工作,便于临床一线人员阅读使用。

由于古代文献中的胁痛、胁肋痛等病名在内涵上不仅存在混用、替用的情况。同一病名古今涵义也有差别,本书虽然选择现代中医定义下的胁肋痛(伤科)为中心,但在选录胁肋痛(伤科)的相关内容时,无法做到仅凭单一词汇精确筛查文献,只能以多个相关病名词汇进行综合检索,广泛收录。秉承"广搜索,细甄别"的原则,在检索阶段,统检尽检;在随后的整理中,再依据内容和上下文进行甄别、除重,完成最后的编写工作。只是在病因病机、治则治法方面,不可避免地与现代中医定义的肝胆病变范畴的胁痛有重合,这侧面反映出中国古代医学理论内核层面的共通性。

"胁痛"一名出现最早,始见于《内经》,在《素问》《灵枢》中分别都有记载,从条文看,胁痛与心、肝、胆等脏腑疾病有直接关系,其述如下。

邪客于足少阳之络,令人胁痛不得息。(《素问·缪刺论》)

是主心所生病者,目黄,胁痛,臑臂内后廉痛厥,掌中热痛。(《灵枢·经脉》)

而胁下、胁下痛的表述同时见于《内经》,甚至"胁肋"两字连用的情况在《内经》中也已出现,多为肝、胆两脏腑病变所致,其述如下。

肝大则逼胃迫咽,迫咽则苦膈中,且胁下痛。肝高,则上支贲切,胁悗,为息贲;肝下则逼胃,胁下空,胁下空则易受邪。(《灵枢·本藏》)

肝足厥阴之脉……属肝,络胆,上贯膈,布胁肋,循喉咙之后……与督脉会于巅。(《灵枢·经脉》)

至于"胁肋痛"一词的出现晚于"胁痛""胁下痛",见于宋金元时期的医学文献,如《圣济总录》《黄帝素问宣明论方》等,涵义与胁痛相近。其中《圣济总录》的记载较为详细,其述如下。

胁肋痛者,足厥阴经虚、寒气乘之也,足厥阴肝经,其支脉起足大指丛毛上,循阴股入腹,贯膈布胁肋,寒邪之气乘虚则伤于经络,邪气与正气相搏,故令胁肋痛也。(《圣济总录·心腹门·胁肋痛》)

胁肋痛满者,邪气在半表半里之间也。(《圣济总录·伤寒门》)

胁肋痛者,寒气客于厥阴之脉也。(《黄帝素问宣明论方·诸痛门》)

明代医家秦景明认为胁痛即为肋痛,并将胁痛分为外感胁痛(运气、感冒)和内伤胁痛(痰饮、郁火、死血、肝肾虚),对胁痛病因病机的理解趋于多

第一章　疾病专论

样,其述如下。

秦子曰:胁痛者,左右两肋痛也。胁之下尽处名季胁……凡胁痛多火,皆肝胆症也。上胁痛属肝,下胁痛属胆,或有肺气怫郁,金邪乘木,亦令胁痛,名肺胁痛,最利害,金乘木为贼邪,故重。(《症因脉治》卷一)

从中国古代医学文献的记载看,"胁痛"一词出现早于"胁肋痛",并且两者之间涵义相近,常有混用,与之相近涵义的还有肋痛、胁下痛等。明清时期即便外伤科、综合类医书逐渐增多,有关胁肋痛(伤科)的记载和内容仍远少于内科范畴的胁痛。

第二节 病 因 病 机

从《内经》记载看,胁痛发病原因多被归为肝、胆,并与寒、热、瘀等因素相关,明清医家对病因病机的探讨不断扩展,认识到胁痛既有内因,也有外因,并涉及痰饮、过食、气虚等因素。如明代医家龚信所云:"夫胁痛者,厥阴肝经为病也。若因暴怒伤触,悲哀气结,饮食过度,冷热失调,颠仆伤形,或痰积流注于血,与血相搏,皆能为痛,此内因也;若伤寒少阳,耳聋胁痛,风寒所袭而为胁痛,此外因也。"(《古今医鉴·胁痛》)一般而言,引起胁肋痛(伤科)的原因,除外伤外,也有内伤引起。如阳气虚弱,水停为饮,痰饮、悬饮凝聚结滞于两胁;血流运行不畅,积滞成瘀,阻塞胁络或外伤后瘀血停留胁部;恼怒伤肝,肝失疏泄,气阻胁络,气郁化火,攻冲两胁;或肝肾之阴亏损不足,则肝肾虚火(龙雷之火)上扰胁部;肾阳虚弱不足,阴寒内盛,逼迫阳气浮越于上。以上诸多因素,客于胁部,以致经脉阻滞,气血不通,不通则痛,本病乃作。胁肋痛(伤科)主要病因病机包括血瘀停滞、气机失衡、寒邪客体、痰湿困阻、肝热火邪、肝肾不足六类,下文将分类列举。

一、血瘀停滞

邪在肝,则两胁中痛……恶血在内。(《灵枢·五邪》)

有所堕坠,恶血且留内,若有所大怒,气上而不下,积于胁下,则伤肝。

（《灵枢·邪气脏腑病形》）

胁痛者：瘀血，按之痛，不按亦痛，痛无休息而不膨；气痛则时止而膨，嗳即宽，旋复痛。（《医述·杂证汇参·胁痛》转引《见闻录》）

二、气机失衡

胁痛有左右血气之辨，其在诸家之说，有谓肝位于左而藏血，肺位于右而藏气，故病在左者为血积，病在右者为气郁，脾气亦系于右，故湿痰流注者，亦在右。（《景岳全书·心集·胁痛》）

胸胁痛属肝血虚与肝气实，胁痛呕血属肝气逆。口苦，耳聋，胁痛。（《内经博议·缪仲淳阴阳脏腑虚实论治》）

夫胁痛之病，医经云：两胁者肝之候。

两胁痛者，岂可一概而言哉……张仲景论伤寒少阳耳聋胁痛甚者，此是肝胆之气郁而作痛。且胁痛之病，诸经论之详矣。（《杂病广要·身体类·胁痛》转引明·董宿《奇效良方》）

三、寒邪客体

寒气客于厥阴之脉，厥阴之脉者，络阴器系于肝，寒气客于脉中，则血泣脉急，故胁肋与少腹相引痛矣。（《素问·举痛论》）

邪客于足少阳之络，令人胁痛，咳，汗出。阴气系于肝，寒气客于脉中，则血泣脉急，引胁与小腹。（《诸病源候论·腰背病诸候》）

胸胁痛者，由胆与肝及肾之支脉虚，为寒气所乘故也。（《诸病源候论·胸胁痛候》）

伤寒，少阳耳聋胁痛，风寒所袭而为两胁作痛，此外因也。（《古今医统大全·胁痛门》）

胸胁痛者,由胆与肝及肾之支脉虚,为寒气所乘故也云云。(《杂病广要·身体类》)

四、痰湿困阻

而脾所系于右,其经湿胜,故痰饮流注右胁,右胁痛者悉是痰气。(《古今医统大全·胁痛门》)

五、肝热火邪

肝热病者……胁满痛,手足躁,不得安卧。(《素问·刺热》)

少阳之厥,则暴聋颊肿而热,胁痛,䯒不可以运。下腋循胸过季胁,故胁痛。(《素问·厥论》)

是主心所生病者,目黄胁痛,臑臂内后廉痛厥,掌中热痛也(其脉上掖近胁,故胁痛也)。(《黄帝内经太素·经脉之一》)

六、肝肾不足

脐旁有块,仍流动,按之软,或时攻胁刺痛,外肾寒冷拘束,病属肝血肾精之损。凡肾当温,肝宜凉。肾主藏纳,肝喜疏泄,收纳佐以流通,温肾凉肝,是此病制方之大法。(《叶氏医案存真》卷一)

第三节 辨 证 施 治

一、辨证

(一)脏腑气血八纲

胁痛之病,本属肝胆二经,以二经之脉皆循胁肋故也。然而心肺脾胃肾与膀胱亦皆有胁痛之病,此非诸经皆有此证,但以邪在诸经,气逆不解,必以次相传,延及少阳、厥阴,乃致胁肋疼痛。故凡以焦劳忧虑而致胁痛者,此心肺之所传也；以饮食劳倦而致胁痛者，此脾胃之所传也；以色欲内伤，水道壅闭而致胁痛者，此肾与膀胱之所传也，传至本经，则无非肝胆之病矣。至于忿怒疲劳，伤血，伤气，伤筋，或寒邪在半表半里之间，此自本经之病。病在本经者，直取本经，传自他经者，必拔其所病之本，辨得其真，自无不愈矣。(《景岳全书·心集·杂证谟》)

胁痛，诸家有左、右、血、气之辨。谓肝位于左而藏血，肺位于右而藏气，故病在左者为血积，病在右者为气郁。(《医述·杂证汇参·胁痛》)

胁痛宜分左右、辨虚实。左胁痛者，肝受邪也；右胁痛者，肝邪入肺也；左右胁痛者，气滞也；左右胁注痛有声者，痰饮也；左胁下有块作痛夜甚者，死血也；右胁下有块作痛饱闷者，食积也。胁痛，咳嗽腥臭，面赤唾痰者，肺气伤也；胁内支满，目眩，前后下血者，肝血伤也；两胁拘急，腰腿疼痛不能转侧者，湿热郁也。(《证治汇补·腹胁门》)

(二) 脉象证候

弦而紧，胁痛脏伤，有瘀血。(《脉经·平杂病脉》)

诊其脉弦而急，胁下如刀刺，状如飞尸，至困不死。左手脉大，右手脉小，病右胁下痛。寸口脉双弦，则胁下拘急，其人涩涩而寒。(《诸病源候论》卷之五)

诊其寸口脉弦而滑，弦即为痛，滑即为实；痛即为急，实即为跃。弦滑相搏，即胸胁抢息痛也。(《诸病源候论》卷之十六)

胁痛：脉弦数有力为肝盛有余；弦数无力为肝虚有火。(《医述·杂证汇参·胁痛》)

有气郁而胸胁痛者，看其脉沉涩，当作郁治。(《济阳纲目·胁痛》)

【内伤胁痛之脉】右关滑数,胃家痰实。

【内伤胁痛之症】并无外感之邪,或左或右,胁肋作痛,或左右皆痛,或左右攻冲,或时痛时止,或常痛不休,此内伤胁痛也。(《症因脉治》卷一)

二、施治

外伤引起的胁肋痛,通常从气血论治,活血祛瘀、行气止痛为主。而各类内伤胁肋痛发病较为缓慢,各个证型之间亦可互相转化。对此,当审因论治,可用理气疏肝、化饮除湿、祛瘀通络、滋养肝肾等法活之。

(一) 瘀血

治因闪挫胁痛,服复元通气散(俱见理气门)。治因血瘀胁痛,服复元活血汤(方见理血门)。(《伤寒杂病心法集解》卷四)

胁痛者:瘀血,按之痛,不按亦痛,痛无休息而不膨;气痛则时止而膨,嗳即宽,旋复痛。(《医宗己任编》卷之三)

(二) 气滞

行气咳而胁痛,二陈、南星,多加香附、青皮、青黛、姜汁。(《杂病治例·胁痛》)

肝气怫郁,胁痛绕及胸背。木郁达之。(《未刻本叶氏医案·方案》)

(三) 肝郁肝火

伤寒胁痛,属少阳经受邪,用小柴胡汤。杂症胁痛,左为肝气不和,用柴胡疏肝。凡治实证胁痛,左用枳壳,右用郁金,皆为的剂。(《医学心悟》卷三)

肝郁胁痛者,悲哀恼怒,郁伤肝气,两胁骨疼痛,筋脉拘急,腰脚重滞者是也……

戴云:胁痛,身体带微热者,《本事》枳壳煮散良。若只是胁痛,别无他症,其痛在左,为肝经受邪,宜川芎、枳壳、甘草;其痛在右,为肝移病于肺,宜

片姜黄、枳壳、桂心、甘草。(《金匮翼·胁痛总论》)

寸口脉弦,胁痛拘急,双弦者,两胁痛。肝脉沉之而急,浮之亦然,胁痛支满,引小腹痛,小便难,得之有所堕坠。脉沉涩,气郁胸胁痛,宜作郁治。(《类证治裁》卷之六)

右边胁痛,总属痰气。左右两胁诸痛,有因肝火盛而木气实,胁痛口苦者,服龙胆泻肝汤。若肝实火旺,两胁痛引小腹,躁扰晕眩,服当归龙荟丸(见泻火门)。(《伤寒杂病心法集解》卷四)

(四) 血虚

若肝脾血虚,或郁怒伤肝,寒热胁痛者,逍遥散。盖本体既虚,水不养木,易于动怒,血菀于胸;又或逢不适意事,顿足捶胸,振动血络;又有读书作文,用心太过,以胸伏桌弦,尽力倚贴;又或少年子弟,游戏赌场,呼红喝绿,胸胁靠桌,暂不见伤,渐渐胁痛;或偶尔失红,急欲遏止,误服凉药,死血冰凝。此虚损中所以多见胁痛之症,其因气郁血瘀,多与杂症相同,而一虚一实之分,又与杂症绝不相类。(《不居集·上集》)

(五) 痰饮

胁痛二三年不已者,乃痰瘀结成积块,肝积肥气,肺积息贲,发作有时,虽皆肝木有余,不可峻攻。(《证治汇补·腹胁门》)

又有肝胆经停痰伏饮,或一边胁痛,宜用严氏导痰汤。盖枳壳乃治胁痛的剂,所以诸方中皆不可少。曾见潘子先说有人胁痛,下青龙汤痛止,兼嗽得可,此其痛必在右胁故也。(《证治准绳·杂病》)

(六) 寒邪

曾有人胁痛连膈,进诸气药,并自大便导者,其痛殊甚,后用辛热补剂下黑锡丹方愈,此乃虚冷作痛,愈疏而愈虚耳。胁痛病在肝胆,伤寒胁痛属少阳经,合用小柴胡汤;痛甚而不大便者,于内加枳壳。若寻常胁痛,不系正伤寒,时身体带微热者,《本事方》中枳壳煮散。若只是胁痛,别无杂证,其痛在左为肝经受邪,宜用川芎、枳壳、甘草;其痛在右,为肝经移病于肺,宜用片子姜黄、枳壳、桂心、甘草。(《证治准绳·杂病》)

(七)肾虚

季胁痛无不因肾虚者,加减八味丸(系去附子加五味子)、肾气丸选用。有气郁而胸胁痛者,看其脉沉涩,当作郁治。(《丹溪心法·胁痛》)

曾有人胁痛连膈,进诸气药,并自大便导者,其痛殊甚,后用辛热补剂下黑锡丹方愈,此乃虚冷作痛,愈疏而愈虚耳。胁痛病在肝胆,伤寒胁痛属少阳经,合用小柴胡汤;痛甚而不大便者,于内加枳壳。若寻常胁痛,不系正伤寒,时身体带微热者,《本事方》中枳壳煮散。若只是胁痛,别无杂证,其痛在左为肝经受邪,宜用川芎、枳壳、甘草;其痛在右,为肝经移病于肺,宜用片子姜黄、枳壳、桂心、甘草。又有肝胆经停痰伏饮,或一边胁痛,宜用严氏导痰汤。盖枳壳乃治胁痛之剂,所以诸方中皆不可少。曾见潘子先说有人胁痛,下青龙汤痛止,兼嗽得可,此其痛必在右胁故也。(《证治准绳·杂病》)

若因暴怒伤肝,房劳伤肾,左胁痛者,用六味地黄汤加柴胡、当归。(《伤寒杂病心法集解》卷四)

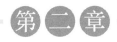

常用方药

第一节 常用药物

伤科范畴的胁肋痛用药大都以散瘀活血、行气止痛为主,不过也涉及相当部分的祛风化湿、清热补虚类药物。本书对于常用药物的介绍主要从药物基原和药性功效两方面展开,其中药物基原参考《中华人民共和国药典》2020版一部、王家葵等编《中药材品种沿革及道地性》、全国中医药院校规划教材(第十版)《中药学》等资料。另外,古代骨伤专著对胁肋部位的引经药总结很多,主要药物有柴胡、白芍、紫苏、青皮、白芥子、乌药、龙胆草、陈皮、杏仁、款冬、枳壳、牡丹皮、菖蒲、木香、延胡索、紫荆皮等,了解这些引药对解读伤科胁肋痛的医方配伍有所裨益。

一、解表药

1. 麻黄

【药物基原】古用麻黄一直为麻黄科植物,其中草麻黄 *Ephedra sinica* Stapf 应该是药用主流。麻黄属植物分布较广,不同时期本草著作所强调的道地产区颇有不同,南北朝至明代皆以河南开封、郑州间所出者为最优,清末民初开始逐渐以山西大同为道地,晚近则以内蒙古产出较多。

【药性功效】味苦,温、微温,无毒。五脏邪气缓急,风胁痛,字乳余疾,止好唾,通腠理,疏伤寒头疼,解肌,泄邪恶气,消赤黑斑毒。不可多服,令人虚。(《开宝本草》卷第八)

2. 桂枝

【药物基原】古代药用桂皆是樟科植物,见于本草主要有菌桂、牡桂、桂三种。苏颂在《本草图经》中将三种桂并为一条,其所称之桂,系以肉桂 *Cinnamomum cassia* Presl 和钝叶桂 *Cinnamomum bejolghota*(Buch. -Ham.)

Sweet 为主流的多种植物。今用桂枝为樟科植物肉桂 *Cinnamomum cassia* Presl 的干燥嫩枝。

【药性功效】无毒。主治心痛,胁风,胁痛,温筋通脉,止烦,出汗。(《名医别录·上品》)

3. 防风

【药物基原】伞形科植物防风 *Saposhnikovia divaricata* (Turcz.) Schischk. 的根。主产于东北及内蒙古东部。

【药性功效】味甘、辛,温,无毒。胁痛胁风,头面去来,四肢挛急,字乳金疮内痉。(《开宝本草》卷第七)

禀天地之阳气以生,故味甘温。《别录》兼辛而无毒。气厚味薄,升也,阳也。入手阳明、足少阴、厥阴。风药也。治风通用,升发而能散,故主大风,头眩痛,恶风风邪,周身骨节疼痹,胁痛胁风,头面去来,四肢挛急,下乳,金疮因伤于风内痉。其云主目无所见者,因中风邪,故不见也。烦满者,亦风邪客于胸中,故烦满也。风寒湿三者,合而成痹,祛风燥湿故主痹也。发散之药,焉可久服?其曰轻身,亦湿去耳。(《神农本草经疏》)

4. 葛根

【药物基原】药用葛根主要来源于豆科植物,历代文献一直以山葛 *Pueraria montana* (Loureiro) Merrill 为正品。

【药性功效】味甘,平,无毒。疗伤寒中风头痛,解肌发表出汗,开腠理,疗金疮,胁风痛。生根汁,大寒,疗消渴,伤寒壮热。(《开宝本草》卷第八)

5. 白芷

【药物基原】伞形科植物白芷 *Angelica dahurica* (Fisch. ex Hoffm.) Benth. et Hook. f. ex Franch. e 的栽培变种。川白芷约在 600 年前(南宋时期)由杭州引种而来。

【药性功效】无毒,主治风邪,久渴,吐呕,两胁满,风痛,头眩,目痒。可作膏药面脂,润颜色。(《名医别录·中品》)

味辛,温,无毒。疗风邪,久渴,吐呕,两胁满,风痛,头眩,目痒,可作膏药面脂,润颜色。(《开宝本草》卷第八)

6. 细辛

【药物基原】马兜铃科植物，目前使用品种有北细辛 *Asarum heterotropoides* Fr. Schmidt var. *mandshuricum*（Maxim.）Kitag.、华细辛 *Asarum sieboldii* Miq.。

【药性功效】故治水气在心下而咳满，或上逆，或胁痛。其咳者，上逆者，胸满者，胁痛者，心下坚大者，胸胁心下宿饮停水而所致也，用细辛则水饮去，而其证已。（《药征》卷中）

7. 柴胡

【药物基原】伞形科植物柴胡 *Bupleurum chinense* DC. 或狭叶柴胡 *Bupleurum scorzonerifolium* Willd. 的干燥根。按性状不同，分别习称"北柴胡"及"南柴胡"。

【药性功效】味甘，补五劳七伤，除烦，止惊，益气力，消痰，止嗽，润心肺，添精，补髓，天行温疾，狂热乏绝，胃胁气满，健忘。（《日华子本草·草部》）

味苦，平，气微寒，无毒。升也，阴中之阳也。其用有四：左右两傍胁下痛，日晡潮热往来生。在脏调经内主血，在肌主气上行经。手足少阳表里四经之药也。（《药性赋》卷二）

二、理气药

1. 青皮

【药物基原】芸香科植物柑橘 *Citrus reticulata* Blanco 及其栽培变种的幼果或未成熟果实的干燥果皮。

【药性功效】苦辛咸，阴中之阳，主气滞，破积滞结气，消食，少阳经下药也。陈皮治高，青皮治低，气虚弱少用，治胁痛须醋炒为佳。（《本草衍义补遗·新增补药》）

青皮，味苦酸，性温，无毒，入肝、脾二经。主破滞气，愈低而愈效。削坚积，愈下而愈良。引诸药至厥阴之分，下饮食入太阴之仓。消温疟热甚结母，止左胁郁怒作疼。（《雷公炮制药性解·果部》）

味苦辛微酸，味厚，沉也，阴中之阳。苦能去滞，酸能入肝，又入少阳、三焦、胆腑。削坚癖，除胁痛，解郁怒，劫疝疏肝，破滞气，宽胸消食。老弱虚羸，

戒之勿用。(《景岳全书》卷之四十九《果部》)

消坚辟，消瘟痞滞气，尤胁下郁怒痛甚者须投，却疝疏肝，消食宽胃。橘红名陈皮，气味相同，而功用少缓，和中消痰，宽胁利膈，用之补，则佐补以健脾；用之攻，则尚攻以损肺。宜于补药同行，忌于攻剂共用。倘欲一味出奇，未有不倒戈而自败者也。或问陈皮留白为补，去白为攻，然乎？此齐东之语也。陈皮与青皮，同为消痰利气之药，但青皮味厚于陈皮，不可谓陈皮是补而青皮是泻也。(《本草新编》卷之五)

2. 木香

【药物基原】菊科植物云木香 *Aucklandia costus* Falc. 的干燥根。从《本草经集注》至明代以前，木香往往被称为青木香。马兜铃科植物马兜铃 *Aristolochia debilis* sieb. et Zucc. 最初被称为土青木香，从名称看应该是青木香的代用品，但明代开始此植物取代菊科青木香而成为正品，以前的菊科青木香重新称为木香，或被称为云木香、广木香。至于今用川木香本属木香的混淆品，不载于古代本草，由于后世木香药源紧缺，逐渐成为正品。

【药性功效】味苦、辛，性温。气味俱厚，能升能降，阳中有阴。行肝脾肺气滞如神，止心腹胁气痛甚捷。和胃气，止吐泻霍乱；散冷气，除胀疼呃逆。治热痢可佐芩连，固大肠火煨方用。顺其气，癥积恶逆自除；调其气，安胎月经亦用。亦治疫疠温疟，亦杀虫毒鬼精。若下焦气逆诸病，亦可缩小便，亦能通秘结，亦能止气逆之动血，亦能消气逆之痈肿。(《景岳全书·芳草部》)

3. 枳实

【药物基原】一般唐代以前所谓"枳实"，其实就是今天称的"枳壳"。早期枳实品种是指芸香科枳 *Citrus trifoliata* L.。《图经》描述枳实应该是同科植物酸橙 *Citrus × aurantium* Linnaeus。

【药性功效】味苦、酸，微寒，无毒。除胸胁痰癖，逐停水，破结实，消胀满、心下急、痞痛、逆气、胁风痛，安胃气，止溏泄，明目。(《开宝本草·草部中品》卷第十三)

枳实感天地苦寒之气以生，故其味苦，气寒无毒。《别录》、雷公加酸。甄权加辛，察其功用，必是苦为最，而酸辛次之，气味俱厚，阴也。入足阳明、太阴经。细详神农主治，与本药气味大不相侔，究其所因，必是枳壳所主。盖二物古文原同一条,后人分出时误入耳。其《别录》所主除胸胁痰癖,逐停水,破结实,消胀满,心下急痞痛,逆气胁风痛,安胃气,止泄泻者,是其本分内事,皆足阳明、太阴受病。二经气滞则不能运化精微,而痰癖、停水、结实、胀满所自来矣。(《神农本草经疏》卷之十三《木部中品》)

枳壳,即枳实之迟收而大者。较之枳实,其气略散,性亦稍缓,功与枳实大类。但枳实性重,多主下行削坚,而此之气轻,故多主上行破气。通利关节,健脾开胃,平肺气,止呕逆反胃,霍乱咳嗽,消痰消食,破心腹结气,癥瘕痃癖,开胸胁胀满痰滞,逐水肿水湿泻痢,肠风痔漏,肛门肿痛。(《景岳全书·本草正》)

4. 旋覆花

【药物基原】菊科植物旋覆花 *Inula japonica* Thunb. 或欧亚旋覆花 *Inula britannica* L. 的干燥头状花序。

【药性功效】主胸胁痛如刀刺,腹满肠鸣幽幽,惊恐悸气。(《神农本草经疏》卷之十《草部下品》)

5. 香附

【药物基原】莎草科植物香附子 *Cyperus rotundus* L. 的干燥根茎。

【药性功效】膀胱、两胁气妨,常日忧愁不乐,饮食不多,皮肤瘙痒瘾疹,日渐瘦损,心忪少气。以是知益气,血中之气药也。(《本草图经·草部》)

香附之气,平而不寒,香而能窜,乃足厥阴肝、手少阳三焦气分主药,兼入冲脉。开郁气,消痰食,散风寒,行血气,止诸痛。月候不调,胎产崩漏,多怒多忧者之要药。治两胁气妨,心忪少气,是血中之气药也。(《本经逢原》卷二《芳草部》)

6. 莪术

【药物基原】姜科植物蓬莪术 *Curcuma phaeocaulis* Val.、广西莪术 *Curcuma kwangsiensis* S. G. Lee et C. F. Liang 或温郁金 *Curcuma wenyujin* Y. H. Chen & C. Ling 的干燥根茎。后者习称"温莪术"。

【药性功效】得酒醋良。治一切气。开胃,消食,通月经,消瘀血,止扑损痛下血,及内损恶血等。(《日华子本草·草部》)

气味俱淡,微有辛意。莪术:味微苦,气微香,亦微有辛意。性皆微温,

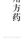

为化瘀血之要药。以治男子痃癖,女子癥瘕,月闭不通,性非猛烈而建功甚速。其行气之力,又能治心腹疼痛,胁下胀疼,一切血凝气滞之证。若与参、术、芪诸药并用,大能开胃进食,调血和血。若细核二药之区别,化血之力三棱优于莪术,理气之力莪术优于三棱。(《医学衷中参西录·肢体疼痛门》)

三、活血药

1. 川芎

【药物基原】伞形科植物川芎 *Ligusticum Sinense* 'Chuanxiong' Hort. 的干燥根茎,以栽培品为主,主产于四川都江堰、彭州,为正宗川芎。今用正品的药用历史可以追溯到北宋。

【药性功效】味辛,温,无毒。除脑中冷动,面上游风去来,目泪出,多涕唾,忽忽如醉,诸寒冷气,心腹坚痛,中恶,卒急肿痛,胁风痛,温中内寒。(《开宝本草》卷第七)

川芎禀天之温气,地之辛味,辛甘发散为阳,是则气味俱阳而无毒。阳主上升,辛温主散,入足厥阴经,血中气药。扁鹊言酸,以其入肝也。故主中风入脑头痛,寒痹筋挛缓急,金疮,妇人血闭无子。《别录》除脑中冷动,面上游风去来,目泪出,多涕唾,忽忽如醉,诸寒冷气,心腹肾痛,中恶卒急肿痛,胁风痛,温中内寒。以上诸病皆病在血分,正以其性走窜而绝无阴凝黏滞之性,故入血药上行而不可多用耳。(《神农本草经疏》卷之七《草部上品》)

治一切血,破癥结宿血,而养新血及鼻洪吐血溺血,妇人血闭无娠;治一切气,驱心腹结气,诸般积气并胁痛痰气疝气,中恶卒痛气块。(《本草蒙筌》卷之二《草部中》)

2. 当归

【药物基原】伞形科植物当归 *Angelica sinensis* (Oliv.) Diels 的干燥根,各地皆为栽培品。

【药性功效】当归能治血中无形之气,不能治有形之气,故痈肿之已成脓者,癥癖之已成形者,古人皆不用。独于胎产诸方,用之最多,则以胎元固血分中所钟之阳气也,特既已成形,则月事不行,月事不行,则气滞于血者,非一端矣。检胎产诸方,用当归者六方,其与他物并驾齐驱为领袖者,当归贝母苦参丸,当归散一方;其肩随他物为督率者,芎归胶艾汤、当归芍药散、温经汤三方。其所主证,若气因血滞,为胞阻,为绞痛,热因血郁,为便难,气阻于血而生热,无非血分之无形之蓄聚,是以气行血即安。惟当归生姜羊肉汤之治男子寒疝腹中痛、胁痛里急,妇人产后腹中绞痛,全似阴寒结于血分,特绞痛与急痛有别,胁痛里急又与腹痛里急相殊,以是知为气阻血中,乃气之虚,非气之实也。(《本经疏证》第六卷)

3. 延胡索

【药物基原】罂粟科植物延胡索 *Corydalis yanhusuo* W. T. Wang 的干燥块茎。明代以来,关内地区所用者,多为江浙一带栽培的延胡索,沿用至今。

【药性功效】味辛、苦,气温。无毒。专入太阴脾肺,一云又走肝经。调月水气滞血凝,止产后血冲血晕。跌扑下血,淋露崩中,心腹卒疼,小腹胀痛,并治之而即效也。(《本草蒙筌》卷之三《草部下》)

4. 郁金

【药物基原】今用郁金为姜科植物温郁金 *Curcuma wenyujin* Y. H. Chen & C. Ling、姜黄 *Curcuma longa* L.、广西莪术 *Curcuma kwangsiensis* S. G. Lee et C. F. Liang 或莪术 *Curcuma phaeocaulis* Val. 的干燥块根,前两者分别的块根习称"温郁金"和"黄丝郁金"。

【药性功效】味苦,气寒,纯阴,无毒。入心、肺、肝三经。血家要药。又能开郁通滞气,故治郁需之,然而,终不可轻用也。因其气味寒凉,有损胃中生气,郁未必开,而胃气先弱,殊失养生之道矣。至于破血、禁血、止血,亦一时权宜之用,病去即已,而不可恃之为家常日用也。(《本草新编》卷之三)

5. 姜黄

【药物基原】姜科植物姜黄 *Curcuma longa* L. 的干燥根茎。

【药性功效】苏氏治气胀,及产后败血攻心,入气分走气,入血分行血,古方同肉桂、枳壳,治两胁痛,两臂痛有效。(《本草汇言》卷之二)

6. 五灵脂

【药物基原】鼯鼠科动物复齿鼯鼠 *Trogopterus xanthipes* Milne-Edwards 的粪便。

【药性功效】足厥阴肝药。气味俱厚,阴中之阴,故入血分。肝主血,诸痛皆属于木,诸虫皆生于风。故此药能治血病,散血和血而止诸痛。止惊痫,除疟痢,消积化痰,疗疟杀虫,治血痹、血眼诸症,皆属肝经也。失笑散不独治妇人心痛血痛,凡男女老幼,一切心腹、胁肋、少腹痛、疝气并胎前产后,血气作痛,及血崩经溢,百药不效者,俱能奏功,屡用屡验,真近世神施。(《本草纲目·禽部》)

味苦,气辛,善走厥阴,乃血中之气药也。大能行血行气,逐瘀止痛,凡男子、女人有血中气逆而腹胁刺痛,或女人经水不通,产后血滞,男子疝气,肠风血痢,冷气恶气,心腹诸痛,身体血痹,胁肋筋骨疼痛,其效甚捷。若女中血崩,经水过多,赤带不止,宜半炒半生,酒调服之。亦治小儿气逆癫痫,杀虫毒,解药毒,行气极速。但此物气味俱厚,辛膻难当,善逐有余之滞,凡血气不足者,服之大损真气,亦善动吐,所当避也。(《景岳全书·本草正》)

四、温里药

附子

【药物基原】毛茛科植物乌头 *Aconitum carmichaelii* Debeaux 的子根的加工品。

【药性功效】肾受寒邪,命门之火自不能藏,欲遁出于躯壳之外,而寒乘胜追逐,犯于脾则腹痛,犯于肝乃胁痛,犯于心则心痛,或手足青者有之,或筋骨拘挛者有之,或呕或吐,或泻或利,甚则身青囊缩,死生悬于反掌,真危急存亡之秋也。(《本草新编》卷之三)

五、清热泻火药

1. 黄连

【药物基原】毛茛科植物黄连 *Coptis chinensis* Franch.、三角叶黄连 *Coptis deltoidea* C. Y. Cheng et Hsiao 和云南黄连 *Coptis teeta* Wall. 的干燥根茎。古用正品黄连几乎都是毛茛科黄连属植物,虽然川产黄连的历史可以追溯到汉代,但六朝至北宋初,因本草家主张黄连当以节若连珠者为上,故短萼黄连 *Coptis chinensis* var. *brevisepala* W. T. Wang et Hsiao 成为药用主流品种,并以安徽宣城为道地产区,到宋代川产的雅连、味连始逐渐恢复正品地位。

【药性功效】若目痛赤肿,睛散羞明,乃肝之邪热也;呕逆恶心,吞吐酸苦，乃脾之邪热也；胁痛弦气，心下痞满，乃肝脾之邪热也；舌烂口臭，唇齿燥裂，乃心脾之邪热也，均属火热内甚，阳盛阴衰之证，非此不治。(《本草汇言》卷之一)

2. 地骨皮

【药物基原】茄科植物枸杞 *Lycium chinense* Mill. 或宁夏枸杞 *Lycium barbarum* L. 的干燥根皮。

【药性功效】大寒。主风湿，下胸胁气，客热头痛。补内伤大劳嘘吸，坚筋骨，强阴，利大小肠。(《名医别录·上品》)

肝有热，则自生风，与外感之风不同，热退则风自息。中平胸胁痛，清肝。(《本草备要》卷二《木部》)

3. 黄芩

【药物基原】唇形科植物黄芩 *Scutellaria baicalensis* Georgi 的干燥根。汉代以来所用黄芩基本都是唇形科黄芩属植物，今用正品黄芩 *Scutellaria baicalensis* 是药用主流，此种主要分布于北方各地。

【药性功效】少阳证，寒热胸胁痞满，默默不欲饮食，心烦喜呕，或渴或痞，或小便不利。虽曰病在半表半里，而胸胁痞满，实兼心肺上焦之邪。心烦喜呕，默默不欲饮食，又兼中焦脾胃之证。故用黄芩治手足少阳相火，黄芩亦少阳本经药也。(《本草纲目·草部》)

4. 茯苓

【药物基原】多孔菌科真菌茯苓 *Poria cocos* (Schw.) Wolf. 的干燥菌核。早期以名山大川所出者为优，明代开始推重云南野生茯苓，称为"云苓"，至于人工栽培则以安徽为大宗，但习惯上认为栽培品不及野生者。

【药性功效】味甘，平。主胸胁逆气。忧恚，惊邪恐悸，心下结痛，寒热，烦满，咳逆，止口焦舌干，利小便。久服安魂魄养神。(《神农本草经·上品》)

六、祛风化湿药

1. 防风

【药物基原】伞形科植物防风 *Saposhnikovia divaricata* (Turcz.) Schischk. 的干燥根。

【药性功效】味甘、辛,温,无毒。胁痛胁风,头面去来,四肢挛急,字乳金疮内痉。(《开宝本草》卷第七)

禀天地之阳气以生,故味甘温。《名医别录》:兼辛而无毒。气厚味薄,升也,阳也。入手阳明,足少阴、厥阴。风药也。治风通用,升发而能散,故主大风,头眩痛,恶风风邪,周身骨节疼痹,胁痛胁风,头面去来,四肢挛急,下乳,金疮因伤于风内痉。(《神农本草经疏》卷之七《草部上品》)

2. 草豆蔻

【药物基原】姜科植物海南山姜 *Alpinia hainanensis* K. Schumann 的干燥近成熟种子。

【药性功效】气热味辛,浮也,阳也,无毒。入足太阴、阳明经药也。惟其气热,故能治风寒客邪,一切冷气,及呕吐诸症。惟其味辛,故能散滞气,除胃脘之刺痛,及两胁之气逆。大都热则能行,辛则能散。故《经》曰:寒者热之,滞者散之。此之谓也。(《药鉴》卷之二)

蓄血胁痛。(《本草述钩元》卷七)

3. 厚朴

【药物基原】木兰科植物厚朴 *Houpoea officinalis*(Rehder & E. H. Wilson)N. H. Xia & C. Y. Wu 的干燥干皮、根皮及枝皮。

【药性功效】枳实又为胁痛要药,与厚朴先煮多煮,所以平胸胁之逆满;内薤白等数沸,所以开心胸之阳痹。(《本草思辨录》卷三)

苦辛,性温。治胃气上逆,恶心呕哕,胃气郁结胀满疼痛,为温中下气之要药。为其性温味又兼辛,其力不但下行,又能上升外达,故《神农本草经》谓其主中风伤寒头痛,《金匮》厚朴麻黄汤,用治咳而脉浮。与橘、夏并用,善除湿满;与姜、术并用,善开寒痰凝结;与硝、黄并用,善通入肺以治外感咳逆;且金能制木,又能入肝、平肝木之横恣以愈胁下掀疼;其色紫而含有油质,故兼入血分,甄权谓其破宿血,古方治月闭亦有单用之者。诸家多谓其误服能脱元气,独叶香岩谓"多用则破气,少用则通阳",诚为确当之论。(《医学衷中参西录》第四期第三卷)

4. 汉防己

【药物基原】防己科植物风龙 *Sinomenium acutum*(Thunb.)Rehd. et

Wils. 的干燥根。

【药性功效】味苦、辛,寒。足太阳本药。行十二经络,泻下焦血分湿热。祛风水,除温疟,退痈肿,疗虫疮……佐胆草,治胁痛。(《得配本草》卷四)

七、化痰止咳药

1. 白芥子

【药物基原】十字花科植物白芥 *Sinapis alba* L. 或芥菜 *Brassica juncea* (L.)Czern. 的干燥成熟种子。

【药性功效】芥禀火金之气以生,而白芥则又得金气之胜,故味辛气温无毒。辛温入肺而发散,故有温中除冷,发汗辟邪,豁痰利气之功。朱震亨云:痰在胁下及皮里膜外,非白芥子莫能达。古方控涎丹用之,正此义尔。(《神农本草经疏》卷之二十七《菜部上品》)

味大辛,气温。善开滞消痰,疗咳嗽喘急,反胃呕吐,风毒流注,四肢疼痛,尤能祛辟冷气,解肌发汗,消痰癖疟痞,除胀满极速。因其味厚气轻,故开导虽速而不甚耗气。既能除胁肋皮膜之痰,则他近处者不言可知。善调五脏,亦熨散恶气,若肿毒乳癖、痰核初起,研末用醋或水调敷甚效。(《药鉴》卷之二)

痰在胁下及皮里膜外,非此不能达,控涎丹用白芥子,正此义也。辛能入肺,温能散表,故有利气豁痰,散痛消肿辟恶之功。昔有胁痛,诸治不效,因食芥齑而愈者,偶中散结开痰之效。(《本经逢原》卷之四)

2. 桔梗

【药物基原】桔梗科植物桔梗 *Platycodon grandiflorum*(Jacq.)A. DC. 的干燥根。

【药性功效】味辛,微温。主治胸胁痛如刀刺,腹满,肠鸣幽幽,惊恐悸气。(《神农本草经·上品》)

味辛、苦,气微温。味厚气轻,阳中阴也。有小毒。入手足肺胆二经,畏白及龙眼龙胆。开胸膈除上气壅,清头目散表寒邪。驱胁下刺疼,通鼻中窒塞。(《本草蒙筌》卷之二《草部中》)

根色黄白,叶毛,味辛,禀太阴金土之气化。味苦性温,花茎紫赤,又禀少阴火热之气化。主治胸胁痛如刀刺者,桔梗辛散温行,能治上焦之胸痛,而旁行于胁,复能治少阳之胁痛而上达于胸也。(《本草崇原》卷下《本经下品》)

胸者,肺之分也;胁者,胆之分也,胆气不升,肺气不降,则滞于胸胁,痛如刀刺矣,其主之者,辛以散之,温以达之也。(《本草经解》卷之二《草部下》)

3. 半夏

【药物基原】天南星科植物半夏 *Pinellia ternata*(Thunb.)Breit. 的干燥根茎。

【药性功效】劫痰厥头疼,止痰饮胁痛。(《本草蒙筌》卷之三《草部下》)

味大辛微苦,气温。可升可降,阳中阴也。有毒。其质滑润,其性燥湿降痰,入脾胃胆经。生嚼戟喉,制用生姜。下肺气,开胃健脾,消痰饮痞满,止咳嗽上气,心痛胁痛,除呕吐反胃,霍乱转筋,头腹胀,不眠气结,痰核肿突,去痰厥头痛,散风闭喉喑,治脾湿泄泻,遗精带浊,消痈疽肿毒,杀蜈蚣蜂虿虫毒。(《景岳全书·本草正》)

4. 旋覆花

【药物基原】菊科植物旋覆花 *Inula japonica* Thunb. 或欧亚旋覆花 *Inula britannica* L. 的干燥头状花序。

【药性功效】味咸,温。主治结气,胁下满,惊悸,除水,去五脏间寒热,补中下气。(《神农本草经·下品》)

味甘,微温,冷利,有小毒。消胸上痰结,唾如胶漆,心胁痰水,膀胱留饮,风气湿痹,皮间死肉,目中眵蔑,利大肠,通血脉,益色泽。(《神农本草经·下品》)

甘,微冷,刺有小毒。主结气胁下满消,胸上痰结,唾如胶漆。(《本草衍义补遗·新增补药》)

气味咸温,有小毒。盖禀太阳之气化,夫太阳之气,从胸胁以出入,故主治胸中结气,胁下胀满,太阳不能合心主之神气以外出,则惊。(《本草崇原》卷下《本经下品》)

女医童玉峰先生曰:若热痰则多烦热,湿痰则多倦怠软弱,风痰则多瘫痪奇证,惊痰则多心痛癫疾,冷痰则多骨痹痿疾,饮痰则多胁痛、臂痛,食积痰则多癖块痞满,其为病状种种变见,用旋覆花,虚实寒热随证加入,无不应手获效。(《本草汇言》卷之三)

八、平肝息风药

羚羊角

【药物基原】牛科动物赛加羚羊 *Saigata tarica* Linnaeus 的角。

【药性功效】〔兽石〕羚羊角(胸胁痛满,烧末水服)。(《本草纲目·兽部》)

九、补虚药

1. 白芍

【药物基原】毛茛科植物芍药 *Paeonia lactifora* Pall. 的干燥根。

【药性功效】心痞胁痛,胁者,肝胆二经往来之道,其火上冲,则胃脘痛,横行则两胁痛。白芍以能理中泻肝。肺胀喘噫,嗳同。(《本草备要·草部》)

与栀子并用,胁痛可解。(《本草新编》卷之二)

2. 阿胶

【药物基原】马科动物驴 *Equus asinus* L. 的干燥皮或鲜皮经煎煮、浓缩制成的固体胶。

【药性功效】治肝虚胁痛,目昏,筋脉痿弱。(《本草汇言·兽部》)

3. 石斛

【药物基原】兰科植物金钗石斛 *Dendrobium nobile* Lindl.、霍山石斛 *Dendrobium huoshanense* C. Z. Tang et S. J. Cheng、鼓槌石斛 *Dendrobium chrysotoxum* Lindl. 或流苏石斛 *Dendrobium fimbriatum* Hook. 的栽培品及其同属植物近似种的新鲜或干燥茎。

【药性功效】诸见血证胁痛。(《本草述钩元》卷十三《石草部》)

4. 山茱萸

【药物基原】山茱萸科植物山茱萸 *Cornus officinalis* Sieb. & Zucc. 的干燥成熟果肉。

【药性功效】味酸性温。大能收敛元气,振作精神,固涩滑脱。因得木气最厚,收涩之中兼具条畅之性,故又通利九窍,流通血脉,治肝虚自汗,肝虚胁疼腰疼,肝虚内风萌动,且敛正气而不敛邪气,与他酸敛之药不同,是以《神农本草经》谓其逐寒湿痹也。(《医学衷中参西录》第二卷《山萸肉解》)

十、安神开窍药

牡蛎（蛤壳）

【药物基原】牡蛎科动物长牡蛎 *Ostrea gigas* Thunberg、大连湾牡蛎 *Ostrea talienwhanensis* Crosse 或近江牡蛎 *Ostrea rivularis* Gould 的贝壳。

【药性功效】味咸，平、微寒，无毒。除留热在关节、荣卫虚热去来不定，烦满，止汗，心痛气结，止渴，除老血，涩大小肠，止大小便，疗泄精，喉痹，咳嗽，心胁下痞热。（《开宝本草·虫鱼部》）

入足少阴，为轻坚之剂。以柴胡引之，去胁下痛。（《本经逢原·介部》）

十一、消食杀虫药

1. 莱菔子

【药物基原】十字花科植物萝卜 *Raphanus sativus* L. 的干燥成熟种子。

【药性功效】辛而又甘，故能散缓而又下气速也。散气用生姜，下气用莱菔。（《本草衍义》卷十九）

2. 川楝子

【药物基原】楝科植物川楝 *Melia azedarach* L. 的干燥成熟果实。

【药性功效】味微酸、微苦，性凉。酸者入肝，苦者善降，能引肝胆之热下行自小便出，故治肝气横恣，胆火炽盛，致胁下焮疼。（《医学衷中参西录》第四卷《川楝子解》）

第二节　古代医方

治疗胁肋痛的古代医方数量众多，现代伤科临床通常以经典方进行加减，故而有必要熟悉应用较多的经典方，对一部分的经验效方也要有所了解，为了便于理解和使用，本书将收录于现代方剂学规划教材的古代医方归为经典方，分列为和解剂、补益剂、理血剂、理气剂、清热剂、祛痰湿剂六类分别介绍，医方则以出处文献的时代先后排序。

一、经典方

（一）和解剂

1. 小柴胡汤（《伤寒论·辨太阳病脉证并治中》）·········

【组成】柴胡半斤，黄芩三两，人参三两，半夏半升（洗），甘草三两（炙），生姜三两（切），大枣十二枚（擘）。

【用法】以水一斗二升，煮取六升，去滓，再煎，取三升，温服一升，日三服。

【主治】血弱气尽，腠理开，邪气因入，与正气相搏，结于胁下，正邪分争，往来寒热，休作有时，默默不欲饮食。藏府相连，其痛必下，邪高痛下，故使呕也。

得病六七日，脉迟浮弱，恶风寒，手足温，医二三下之，不能食，而胁下满痛，面目及身黄，颈项强，小便难者。

伤寒四五日，身热恶风，颈项强，胁下满，手足温而渴者。

2. 大柴胡汤（《伤寒论·辨太阳病脉证并治中》）·········

【组成】柴胡半斤，黄芩三两，芍药三两，半夏半升（洗），生姜五两（切），枳实四枚（炙），大枣十二枚（擘），大黄二两。

【用法】以水一斗二升，煮取六升，去滓，再煎，温服一升，日三服。

【主治】伤寒，发热，汗出不解，心下痞硬，呕吐而下利者。伤寒后，脉沉。沉者，内实也，下解之。

3. 柴胡疏肝散（《景岳全书》卷五十一）·········

【组成】陈皮（醋炒）二钱，柴胡二钱，川芎一钱半，香附一钱半，枳壳（麸炒）一钱半，芍药一钱半，甘草（炙）五分。

【用法】水一盏半，煎八分，食前服。

【主治】肝气郁滞证。胁肋疼痛，胸闷喜太息，情志抑郁易怒，或嗳气，脘腹胀满，脉弦。

4. 逍遥散（《太平惠民和剂局方》卷九）·········

【组成】柴胡、当归（酒拌）、白芍（酒炒）、白术（土炒）、茯苓各一钱，炙甘草五分。

【用法】上为粗末。加煨生姜、薄荷少许,水煎去滓热服,不拘时候。

【主治】肝郁血虚,两胁疼痛,头痛目眩,口燥咽干,神疲食少,往来寒热;妇人月水不调。

(二)补益剂

1. **左归饮**《《景岳全书》卷五十一》

【组成】熟地二三钱或加之一二两,山药、枸杞子各二钱,炙甘草一钱,茯苓一钱半,山茱萸一二钱。

【用法】畏酸者少用之,以水二盅,煎至七分,食远服。

【主治】真阴不足证。腰酸遗泄,盗汗,口燥咽干,口渴欲饮,舌尖红,脉细数。

2. **一贯煎**《《续名医类案·心胃痛门》》

【组成】北沙参、麦冬、当归身各三钱,生地黄六钱至一两五钱,枸杞子三钱至六钱,川楝子一钱半。

【用法】水煎服。

【主治】肝肾阴虚,肝气不舒证。胸脘胁痛,吞酸吐苦,咽干口燥,舌红少津,脉细弱或虚弦。并治疝气瘕聚。

3. **圣愈汤**《《医宗金鉴·删补名医方论》》

【组成】熟地七钱五分,白芍(酒拌)七钱五分,川芎七钱五分,人参七钱五分,当归(酒洗)五钱,黄芪五钱(炙)。

【用法】水煎服。

【主治】气血虚弱,气不摄血证。

4. **四君子汤**《《圣济总录·水肿门·水气遍身肿满》》

【组成】人参、白术、茯苓、甘草各等分。

【用法】上为细末,每服二钱,水一盏,煎至七分,通口服,不拘时;入盐少许,白汤点易得。

【功效】补益元气,理气通便。

【主治】气秘便结,属元气不足者。

(三) 理血剂

1. 复元活血汤《医学发明》卷三

【组成】柴胡半两,瓜蒌根、当归各三钱,红花、甘草、穿山甲(炮)各二钱,大黄(酒、浸)一两,桃仁(酒浸,去皮、尖,研如泥)五十个。

【用法】上除桃仁外,锉如麻豆大。每服一两,以水一盏半,加酒半盏,同煮至七分,去滓,食前温服。以利为度,得利痛减,不尽服。

【主治】从高坠下,恶血留于胁下,疼痛不可忍。

2. 鳖甲煎丸《金匮要略》卷上

【组成】鳖甲十二分(炙),乌扇三分(烧),黄芩三分,柴胡六分,鼠妇三分(熬),干姜三分,大黄三分,芍药五分,桂枝三分,葶苈一分(熬),石韦三分(去毛),厚朴三分,牡丹五分(去心),瞿麦二分,紫葳三分,半夏一分,人参一分,䗪虫五分(熬),阿胶三分,蜂窠四分(炙),赤硝十二分,蜣螂六分(熬),桃仁二分。

【用法】上二十三味为末,取煅灶下灰一斗,清酒一斛五斗浸灰,候酒尽一半,着鳖甲于中,煮令泛烂如胶漆,绞取汁,内诸药,煎为丸,如梧桐子大,空心服七丸,日三服。

【主治】疟母,病疟,以月一日发,当以十五日愈;设不愈,当月尽解,如其不愈,结为癥瘕,名曰疟母(《金匮要略》)。亦治一切痞积(《张氏医通》)。

3. 膈下逐瘀汤《医林改错》卷上

【组成】当归三钱,川芎二钱,赤芍三钱,丹皮二钱,桃仁三钱,红花三钱,五灵脂三钱,延胡索二钱,枳壳二钱,香附三钱,乌药二钱,甘草二钱。

【功效】理气活血,祛瘀止痛。

【用法】水(加酒)煎,分二次服。

【主治】膈下部分瘀血内阻,腹中有积块,腹痛而有定处等症。血瘀气滞,瘀血结于膈下。症见两胁及腹部痞块坚积作痛等症。

4. 和营止痛汤《伤科补要》卷三

【组成】赤芍,当归尾,川芎,苏木,桃仁,乳香,没药,续断,乌药,陈皮,木通,甘草。

【用法】水煎服。

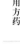

【功效】活血止痛,祛瘀生新。

【主治】外伤瘀肿疼痛。

5. 桃仁承气汤《伤寒论·辨太阳病脉证并治》

【组成】桃仁五十个(去皮、尖,味甘平),桂枝二两(去皮,味辛热),大黄四两,芒硝二两,甘草二两(炙)。

【用法】以水七升,煮取二升半,去滓,内芒硝,更上火微沸。下火,先食温服五合,日三服,当微利。

【主治】太阳病不解,热结膀胱,其人如狂,血自下,下者愈。其外不解者,尚未可攻,当先解外。外解已,但少腹急结者,乃可攻之。

(四)理气剂

1. 旋覆花汤《外台秘要》卷三十三

【组成】旋覆花、细辛、前胡、甘草、茯苓各二两,生姜八两,半夏一升,桂心四两,乌头三枚。

【用法】上九味,㕮咀,以水九升,煮取三升,去滓,分三服。

【主治】胸膈痰结,唾如胶,不下食者。

2. 旋覆代赭汤《伤寒论·辨太阳病脉证并治》

【组成】旋覆花三两,人参二两,生姜五两,代赭石一两,甘草(炙)三两,半夏(洗)半升,大枣(擘)十二枚。

【用法】上七味,以水一斗,煮取六升,去滓,再煎取三升,温服一升,日三服。

【主治】用于噫气不除,大便不利反干之证,若兼有胃痛反酸,可加乌贼骨治之,若大便偏稀,可换用茯苓饮。

3. 越鞠丸《丹溪心法·六郁》

【组成】苍术、香附、抚芎、神曲、栀子各等分。

【用法】水泛为丸。

【主治】六郁(气、血、痰、火、湿、食)所主诸症。

(五)清热剂

1. 当归龙荟丸《黄帝素问宣明论方》卷四

【组成】当归(酒洗)、草龙胆(酒浸)、山栀(炒黑)、黄连(酒炒)、黄柏(酒炒)、黄芩(酒炒)各一两,大黄(酒浸)、芦荟、青黛(水飞)各半两,木香二钱半,麝香(别研)半钱。

【用法】为细末,炼蜜丸,如小豆大,小儿如麻子大,姜汤下二三十丸。

【主治】肝胆火旺所致的心烦不宁、头晕目眩、耳鸣耳聋、胁肋痛、脘腹胀痛、大便秘结。

2. 龙胆泻肝汤(《医方集解》卷五《泻火之剂》)

【组成】龙胆草(酒炒),黄芩(炒),栀子(酒炒),泽泻,木通,车前子,当归(酒洗)。

【用法】水煎服。

【主治】肝胆火盛之胁痛,口苦目赤,耳肿耳聋;肝胆湿热下注之阴肿阴痒,小便淋浊,尿血,带下等。

3. 玉烛散(《儒门事亲》卷十二)

【组成】以四物汤、承气汤、朴硝各等分。

【用法】水煎,去滓,食前服之。

【主治】降心火,益肾水,开胃进食,分阴阳,利水道。

4. 左金丸(《丹溪心法》卷一)

【组成】黄连六两(炒),吴茱萸一两,汤泡片时,焙干用。

【用法】上为末,粥丸,梧子大。白术、陈皮煎汤下三四五十丸。

【主治】肝火胁肋刺痛,或发寒热,或头目作痛,淋秘、泄泻、一切肝火等证。

(六)祛痰湿剂

1. 茵陈蒿汤(《伤寒论·辨阳明病脉证并治》)

【组成】茵陈蒿六两,栀子(擘)十四枚,大黄(去皮)二两。

【用法】上三味,以水一斗二升,先煮茵陈,减六升,内二味,煮取三升,去滓,分三服。小便当利,尿如皂荚汁状,色正赤,一宿腹减,黄从小便去也。

【主治】阳明病,发热,汗出者,此为热越,不能发黄也。但头汗出,身无汗,剂颈而还,小便不利,渴引水浆者,此为瘀热在里,身必发黄,茵陈蒿汤主之。伤寒七八日,身黄如橘子色,小便不利,腹微满者,茵陈蒿汤主之。阳明病,无汗,小便不利,心中懊恢者,身必发黄。

2. 二陈汤《太平惠民和剂局方》卷四

【组成】半夏(汤洗七次)、橘红各五两,茯苓三两,甘草(炙)一两半。

【用法】咬咀,每服四钱,用水一盏,生姜七片,乌梅一个,同煎六分,去渣,热服,不拘时候。

【功效】燥湿化痰,理气和中。

【主治】湿痰咳嗽。痰多色白易咯,胸膈痞闷,恶心呕吐,肢体困倦,或头眩心悸,舌苔白润,脉滑。

3. 复元通气散《赤水玄珠全集》卷三

【组成】青皮、陈皮(去白)各四两,甘草三寸半(炙),连翘一两。

【用法】上为末,热酒调下。

【功效】止痛消肿。

【主治】诸气涩耳聋,腹痈,便痈,疮疽无头。

4. 顺气活血汤《伤科大成·应用诸方》

【组成】苏梗、厚朴、枳壳、香附、炒赤芍各一钱,砂仁、红花各五分,当归尾、苏木末各二钱,木香四分,桃仁三钱。

【用法】水、酒各半煎服。

【功效】行气消瘀,活血止痛。

【主治】跌打损伤,气滞血瘀,气滞与血瘀并重。症状表现以痛为主,见胸胁胀满作痛,痛处或走。

二、古代效验方

1. 当归生姜羊肉汤《金匮要略》卷上

【组成】当归三两,生姜五两,羊肉一斤。

【主治】寒疝腹痛,胁痛里急。

2. 治胁痛和肝饮加减方《本草汇言》卷十九

【组成】鳖甲、柴胡、当归、川芎、半夏、白芍药、枳壳各二钱。

【用法】水煎服。左胁痛者,怒伤血滞也。加青皮、桃仁;右胁痛者,气逆挟痰也,加桔梗、白芥子;左右俱痛者,肝火盛而痰气结也,加苍术、白芥子、胆星、瓜蒌仁;痛延日久,作块不移者,是血留疾。

3. 赤茯苓汤方(《圣济总录》卷八十六)

【组成】赤茯苓(去黑皮)一两半,桔梗(炒),陈橘皮(汤浸,去白,焙)各一两,白术半两,鳖甲(去裙襕,醋炙)二两,桂去粗皮三分。

【用法】粗捣筛,每服三钱匕,水一盏,入生姜三片,同煎至七分,去滓食前温服。

【主治】肝劳虚寒,胁痛胀满,气闷目昏,不思饮食。

4. 推气散(《丹溪心法·胁痛》)

【组成】枳壳、桂心、片子姜黄各半两(一本作僵蚕),甘草(炙)一钱半。

【用法】上为末。每服二钱,姜、枣汤调下,酒亦可。

【主治】右胁疼痛,胀满不食。

5. 枳芎散(《丹溪心法·胁痛》)

【组成】枳实(炒)、川芎各半两,粉草(炙)一钱半。

【用法】上为末。每服二钱,姜、枣汤下,酒亦可。

【主治】左胁痛刺,不可忍者。

6. 胁痛饮(《摄生众妙方》卷七)

【组成】草豆蔻(炒)、枳壳(炒)、赤芍药、砂仁、香附子、乌药各等分。

【主治】胁痛,肝偏倾则胁下痛也。

7. 肝肾兼资汤(《傅青主先生秘传杂症方论》卷下)

【组成】熟地一两,白芍二两,当归一两,白芥子三钱,黑栀一钱,山萸五钱,甘草三钱。

【用法】水煎服。

【主治】此乃肝病也,故治胁痛必须平肝,平肝必须补肾,肾水足而后肝气有养,不治胁痛而胁痛自平也。

附录:古方药量考证(《骨伤方剂学》)

古方用药分量,尤其是唐代以前的方剂,从数字看,和现在相差很大,这是由于古代度量衡制度在各个历史时期有所不同,古称以黍、铢、两、斤计量,而无分名。到了晋代,则以十黍为一铢,六铢为一分,四分为一两,十六两为一斤(即以铢、分、两、斤计量)。

及至宋代,遂立两、钱、分、厘、毫之目,即十毫为一厘,十厘为一分,十分为一钱,十钱为一两,以十累计,积十六两为一斤。元、明以至清代,沿用宋制,很少变易,故宋、明、清之方,凡言分者,是分厘之分,不同于晋代二钱半为一分之分。清代之称量称为库平,后来通用市称。

古方容量,有斛、斗、升、合、勺之名,但其大小,历代亦多变易,考证亦有差异,例如李时珍认为:"古之一两,今用一钱,古之一升,即今之二两半。"同时明代张景岳则认为"古之一两,为今之六钱,古之一升,为今之三合三勺"。

至于古方有云"等分"者,非重之分,是指各药斤两多少皆相等,大都用于丸、散剂,在汤、酒剂中较少应用。古代有刀圭、方寸匕、钱匕、一字等名称,大多用于散药。所谓方寸匕者,作匕正方一寸,抄散取不落为度;钱匕者,是以汉五铢钱抄取药末,亦以不落为度;半钱匕者,则为抄取一半;"一字"者,即以开元通宝钱币(币上有"开元通宝"四字)抄取药末,填去一字之量;至于刀圭者,乃十分方寸匕之一。其中一方寸匕药散约合五分,一钱匕药散约合三分,一字药散约合一分(草本药散要轻些)。另外,药有以类比法作药用量的,如一鸡子黄=一弹丸=40 桐子=80 粒大豆=160 小豆=480 大麻子=1 440 小麻子。

古今医家对古代方剂用量,虽曾作了很多考证,但至今仍未作出结论。对古方仍录其原来的用量,主要是作为理解古方的配伍意义、结构特点、变化原因,以及临证用药配伍比例的参考。在临床应用时,应当按近代中药学和参考近代各家医案所用剂量,并随地区、年龄、体质、气候及病情需要来决定。

根据我国国务院的指示,从 1979 年 1 月 1 日起,全国中医处方用药剂量单位一律采用以"g"为单位的公制。兹附十六进制与公制计量单位换算率如下。

1 斤(16 两)=0.5 公斤=500 g

1 市两=31.25 g

1 市钱=3.125 g

1 市分=0.312 5 g

1 市厘=0.031 25 g

第三节 常用中成药

1. 三七血伤宁胶囊

【组成】三七56 g,重楼168 g,制草乌76 g,大叶紫珠200 g,山药26 g,黑紫藜芦12 g,冰片2 g。

【功效主治】止血镇痛,祛瘀生新。主治瘀血阻滞、血不归经之各种血证及瘀血肿痛,如胃、十二指肠溃疡出血,支气管扩张出血,肺结核咯血,功能失调性子宫出血,外伤及痔疮出血,妇女月经不调,痛经,经闭及月经血量过多,产后瘀血,胃痛,肋间神经痛等。

【用法】用温开水送服。每次1粒(重症者2粒),每日3次,每隔4 h服1次,初服者若无副作用,可如法连服多次;小儿2～5岁一次1/10粒,5岁以上一次1/5粒。跌打损伤较重者,可先用酒送服1粒保险子。瘀血肿痛者,用酒调和药粉,外擦患处;如外伤皮肤破损或外伤出血,只需内服。

2. 七味榼藤子丸

【组成】榼藤子仁(炒)220 g,毛叶巴豆茎及叶220 g,阿魏3 g,胡椒13 g,蔓荆子66 g,蔓荆子叶154 g,黑种草籽220 g,墨旱莲220 g。

【功效主治】祛暑,和中,解痉止痛。主治吐泻腹痛,胸闷,胁痛,头痛发热。

【用法】口服。每次3～6 g,每日3次;外用,研末以麻油调敷患处。

3. 七制香附丸

【组成】醋香附550 g,地黄20 g,茯苓20 g,当归20 g,熟地20 g,川芎20 g,炒白术20 g,白芍20 g,益母草20 g,艾叶(炭)10 g,黄芩10 g,酒山茱萸10 g,天冬10 g,阿胶10 g,炒酸枣仁10 g,砂仁7.5 g,醋延胡索7.5 g,艾叶5 g,粳米5 g,盐小茴香5 g,人参5 g,甘草5 g。

【功效主治】疏肝理气,养血调经。主治气滞血虚所致的痛经、月经量少、闭经,症见胸胁胀痛、经行量少、行经小腹胀痛、经前双乳胀痛、经水数月不行。

【用法】口服。每次6 g,每日2次。

4. 九气拈痛丸

【组成】醋香附 138 g,木香 34.5 g,高良姜 34.5 g,陈皮 69 g,郁金 69 g,醋莪术 276 g,醋延胡索 138 g,槟榔 69 g,甘草 34.5 g,五灵脂 138 g(醋炒)。

【功效主治】理气,活血,止痛。主治气滞血瘀导致的胸胁胀满疼痛、痛经。

【用法】口服。每次 6～9 g,每日 2 次。

5. 九味肝泰胶囊

【组成】三七 80 g,郁金 240 g,蒺藜 240 g,姜黄 80 g,酒大黄 128 g,黄芩 160 g,蜈蚣 224 g,山药 720 g,五味子 64 g。

【功效主治】化瘀通络,疏肝健脾。主治气滞血瘀兼肝郁脾虚所致的胁肋痛或刺痛,抑郁烦闷,食欲不振,食后腹胀脘痞,大便不调,或胁下痞块。

【用法】口服。每次 4 粒,每日 3 次;或遵医嘱。

6. 十香止痛丸

【组成】香附 160 g(醋炙),乌药 80 g,檀香 40 g,延胡索 80 g(醋炙),香橼 80 g,蒲黄 40 g,沉香 10 g,厚朴 80 g(姜汁炙),零陵香 80 g,降香 40 g,丁香 10 g,五灵脂 80 g(醋炙),木香 40 g,香排草 10 g,砂仁 10 g,乳香 40 g(醋炙),高良姜 6 g,熟大黄 80 g。

【功效主治】疏气解郁,散寒止痛。主治气滞胃寒,两胁胀满,胃脘刺痛,腹部隐痛。

【用法】口服。每次 1 丸,每日 2 次。

7. 小柴胡颗粒

【组成】柴胡 150 g,黄芩 56 g,姜半夏 56 g,党参 56 g,生姜 56 g,甘草 56 g,大枣 56 g。

【功效主治】解表散热,疏肝和胃。主治外感病,邪犯少阳证,症见寒热往来、胸胁苦满、食欲不振、心烦喜呕、口苦咽干。

【用法】开水冲服。每次 1～2 袋,每日 3 次。

8. 元胡止痛颗粒

【组成】醋延胡索 445 g,白芷 223 g。

【功效主治】理气,活血,止痛。主治气滞血瘀的胃痛,胁痛,头痛及痛经。

【用法】开水冲服。每次 1 袋,每日 3 次;或遵医嘱。

9. 风湿定片

【组成】八角枫 1 500 g,白芷 50 g,徐长卿 150 g,甘草 20 g。

【功效主治】散风除湿,通络止痛。主治风湿阻络所致的痹病,症见关节疼痛;风湿性关节炎,类风湿关节炎,肋神经痛,坐骨神经痛见上述证候者。

【用法】口服。每次 4 片,每日 2 次。6 日为 1 个疗程。

10. 平肝舒络丸

【组成】柴胡 45 g,醋青皮 30 g,陈皮 45 g,佛手 45 g,乌药 45 g,醋香附 45 g,木香 45 g,檀香 45 g,丁香 30 g,沉香 150 g,广藿香 45 g,砂仁 45 g,豆蔻 45 g,姜厚朴 45 g,麸炒枳壳 45 g,羌活 45 g,白芷 45 g,铁丝威灵仙 45 g(酒炙),细辛 45 g,木瓜 45 g,防风 45 g,钩藤 45 g,炒僵蚕 45 g,胆南星 75 g(酒炙),天竺黄 30 g,桑寄生 45 g,何首乌 45 g(黑豆酒炙),牛膝 45 g,川芎 30 g,熟地黄 45 g,醋龟甲 45 g,醋延胡索 45 g,乳香 45 g(制),没药 45 g(制),白及 45 g,人参 45 g,炒白术 45 g,茯苓 45 g,肉桂 30 g,黄连 45 g,冰片 45 g,朱砂 150 g,羚羊角粉 15 g。

【功效主治】平肝疏络,活血祛风。主治肝气郁结、经络不疏引起的胸胁胀痛、肩背串痛、手足麻木、筋脉拘挛。

【用法】温黄酒或温开水送服。每次 1 丸,每日 2 次。

11. 加味逍遥丸

【组成】柴胡 300 g,当归 300 g,白芍 300 g,白术(麸炒)300 g,茯苓 300 g,甘草 240 g,牡丹皮 450 g,栀子 450 g(姜炙),薄荷 60 g。

【功效主治】疏肝清热,健脾养血。主治肝郁血虚,肝脾不和,两胁胀痛,头晕目眩,倦怠食少,月经不调,脐腹胀痛。

【用法】口服。每次 6 g,每日 2 次。

12. 当归龙荟丸

【组成】当归 100 g(酒炒),龙胆 100 g(酒炒),芦荟 50 g,青黛 50 g,栀子 100 g,黄连 100 g(酒炒),黄芩 100 g(酒炒),黄柏 100 g(盐炒),大黄 50 g(酒炒),木香 25 g,麝香 5 g。

【功效主治】泻火通便。主治肝胆火旺,心烦不宁,头晕目眩,耳鸣耳聋,胁肋疼痛,脘腹胀痛,大便秘结。

【用法】口服。每次 6 g,每日 2 次。

13. 阿魏化痞膏

【组成】香附 20 g,厚朴 20 g,三棱 20 g,莪术 20 g,当归 20 g,生草乌 20 g,生川乌 20 g,大蒜 20 g,使君子 20 g,白芷 20 g,穿山甲 20 g,木鳖子 20 g,蜣螂 20 g,胡黄连 20 g,大黄 20 g,蓖麻子 20 g,乳香 3 g,没药 3 g,芦荟 3 g,血竭 3 g,雄黄 15 g,肉桂 15 g,樟脑 15 g,阿魏 20 g。

【功效主治】化痞消积。主治气滞血凝,癥瘕痞块,脘腹疼痛,胸胁胀满。

【用法】外用,加温软化,贴于脐上或患处。

14. 治伤胶囊

【组成】生关白附 176 g,防风 15 g,羌活 15 g,虎掌南星 29 g(姜矾制),白芷 15 g。

【功效主治】祛风散结,消肿止痛。主治跌打损伤所致之外伤红肿,内伤胁痛。

【用法】口服。用温黄酒或温开水送服,每次 4～6 粒,每日 1～2 次,或遵医嘱。外用,取内容物用白酒或醋调敷患处。

15. 控涎丸

【组成】醋甘遂 300 g,红大戟 300 g,白芥子 300 g。

【功效主治】涤痰逐饮。主治痰涎水饮停于胸膈,胸胁隐痛,咳喘痛甚,痰不易出,瘰疬,痰核。

【用法】用温开水或枣汤、米汤送服。每次 1～3 g,每日 1～2 次。

16. 新癀片

【组成】肿节风,三七,人工牛黄,猪胆粉,肖梵天花,珍珠层粉,水牛角浓缩粉,红曲,吲哚美辛。

【功效主治】清热解毒,活血化瘀,消肿止痛。主治热毒瘀血所致的咽喉肿痛、牙痛、痹痛、胁痛、黄疸、无名肿毒。

【用法】口服。每次 2～4 片,每日 3 次,小儿酌减。外用,用冷开水调化,敷患处。

按:以上收录中成药品种出自《中华人民共和国药典》2020 版一部"成方制剂",可对比了解现代成药制方与传统饮片组间的差异。

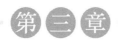

外 治 法

第一节 针 灸

一、循经与病位

足少阳之筋……其病小指次指支转筋，引膝外转筋，膝不可屈伸，腘筋急，前引髀，后引尻，即上乘䏚季胁痛，上引缺盆、膺乳、颈维筋急，从左之右，右目不开，上过右角，并跷脉而行，左络于右，故伤左角，右足不用，命曰维筋相交……足太阴之筋……其病足大指支内踝痛，转筋痛，膝内辅骨痛，阴股引髀而痛，阴器纽痛，下引脐，两胁痛，引膺中脊内痛。(《灵枢·经筋》)

足少阳正别者，入季胁之间，循胸里属胆，散之上肝贯心，上挟咽，故胁痛也。(《黄帝内经太素》卷第二十三)

足少阳胆之经也，其支脉从目兑贯目，下行至胸，循胁里。足厥阴肝之经也，其脉起足大指丛毛，上循入腹，贯膈，布胁肋。足少阴肾之经也，其支脉从肺出，络心，注胸中。此三经之支脉，并循行胸胁，邪气乘受于胸胁，故伤其经脉。邪气之与正气交击，故令胸胁相引而急痛也。(《诸病源候论》卷十六)

足少阳胆之经，起于目锐眦，上抵头角，下耳后，循颈，行手少阳之前至肩上，却交出手少阳之后，入缺盆，其支者，从耳后入耳中，出走耳前，至目锐眦后，其支别者，别锐眦下大迎，合于手少阳，抵于頄，下加颊车，下颈，合缺盆，以下胸中，贯膈络肝属胆，循胁里出气街，绕毛际，横入髀厌中，其直者，从缺盆下腋循胸，过季胁下，合髀厌中，以下循髀阳，出膝外廉下外辅骨之前，直下抵绝骨之端，下出外踝之前，循足跗上入小趾、次趾之间，其支者，别跗上入大趾之间，循大趾岐骨内出其端，还贯爪甲，出三毛，是动则病口苦，善太息，心胁痛不能转侧，甚则面微尘，体无膏泽，足外反热，是为阳厥，是主骨所生病者，头角颔痛，目锐眦痛，缺盆中肿痛，腋下肿，马刀挟瘿，汗出振寒，疟，胸胁肋髀膝外至胫，绝骨外踝前，及诸节皆痛，小趾、次趾不用，盛者人迎大一倍于气口，虚者人迎反小于气口也。足少阳之别，名曰光明，去踝五寸，别走厥阴，下络足跗，实则厥，虚则痿躄，坐不能起，取之所别也。

足少阳之筋，起于小趾、次趾，上结外踝，上循胫外廉，结于膝外廉，其支者，别起于外辅骨，上走髀，前者结于伏兔之上，后者结于尻，其直者，上乘眇季胁，上走腋前廉，挟于膺乳，结于缺盆，直者上出腋，贯缺盆，出太阳之前，循耳后，上额角，交巅上，下走颔，上结于頄，其支者，结于目外眦为外维，其病小趾、次趾支转筋，引膝外转筋，膝不可屈伸，腘筋急，前引髀，后引尻，即上乘眇季胁痛，上引缺盆膺乳颈维筋急，从左之右，右目不开，上过右角，并跷脉而行，左络于右，故伤左角，右足不用，命曰维筋相交，治在燔针劫刺，以知为数，以痛为腧，名曰孟春痹。

邪客于足少阳之络，令人胁痛不得息，咳而汗出，刺足小趾、次趾爪甲上与肉交者各一痏，不得息立已，汗出立止，咳者温衣饮食，一日已，左刺右，右刺左，病立已，不已，复刺如法。

热病先胸胁痛，手足躁，刺足少阳，补足太阴，病甚者为五十九刺，热病先眩冒而热，胸胁满，刺足少阴、少阳。

足窍阴二穴，金也，在足小趾、次趾之端，去爪甲如韭叶，足少阳脉之所出也，为井，治胁痛咳逆不得息，手足烦热汗不出，转筋，痈疽，头痛，心烦，喉痹，舌强，口干，肘不可举，猝聋不闻人语，可灸三壮，针入一分。（《圣济总录·足少阳胆经》）

《经》曰：肝病两胁痛引少腹，善怒，何谓也？曰：厥阴肝经之脉，自足而上，环阴器，抵少腹，又上贯肝膈、布胁肋，故两胁下痛引少腹。盖胁痛之证，当分左右治之。（《简明医彀》）

二、取穴

热病先胸胁痛，手足躁，刺足少阳，补足太阴，病甚者为五十九刺。颊下逆颧为大瘕，下牙车为腹满，颧后为胁痛，颊上者膈上也。（《素问·刺热》）

脉络季胁引小腹而痛胀，刺譩譆。（《素问·骨空论》）

寸口脉沉，胸中引胁痛，胸中有水气，宜服泽漆汤，针巨阙，泻之。（《脉经·平三关病候并治宜》）

肝热病者，小便先黄，腹痛多卧身热，热争则狂言及惊，胁痛，手足躁，不安卧（肝脉，足厥阴环阴器，故热小便黄也。其脉属肝络胆，故胁痛也。平按：胁痛《素问》作胁满痛，《甲乙》作胸中胁满痛，安上均有得字）。热病先胸胁痛，手足躁，刺足少阳、手太阴，病甚为五十九刺（足少阳脉，下颈合缺盆，下胸中贯膈，络肝属胆，循胁里，过季胁，下外辅骨之前，下抵绝骨，循足跗下至趾间；手太阴上属肺，从肺出腋下，故胸胁痛手足躁，刺此二脉也。杨上善云：手太阴上属肺，从肺出腋下，故胸胁痛）。椎后为胁痛。（《黄帝内经太素》卷第二十五）

邪客于足少阳之络，令人胁痛咳汗出，刺足小趾、次趾爪甲上与肉交者各一痏，不得息立已，汗出立止，咳者温衣饮食，一日已，左刺右，右刺左，病立已，不已，复刺之如法。（《黄帝内经太素》卷第二十三）

腕骨、阳谷，主胁痛不得息。窍阴，主胁痛咳逆。阳辅，主胸胁痛。环跳、至阴，主胸胁痛无常处，腰胁相引急痛。胆俞、章门，主胁痛不得卧，胸满呕无所出。尺泽、少泽，主气短胁痛，心烦。（《备急千金要方·针灸下》）

阳谷二穴，火也，在手外侧腕中兑骨之下陷中，手太阳脉之所行也，为经，治癫疾狂走，热病汗不出，胁痛颈颔肿，寒热，耳聋耳鸣，齿龋痛，臂腕外侧痛不举，妄言左右顾，瘾疹目眩，可灸三壮，针入二分，留二呼。（《圣济总录·针灸门》）

至阴二穴，金也，在足小趾外侧，去爪甲角如韭叶，足太阳脉之所出也，为井，治目生翳，鼻塞头重，风寒从足小趾起，脉痹上下带胸胁痛无常处，转筋，寒疟汗不出烦心，足下热，小便不利，失精，针入二分，可灸三壮。（《圣济总录·足太阳膀胱经》）

太溪二穴，土也，在内踝后跟骨上，动脉陷中，足少阴脉之所注也，为腧，治久疟咳逆，心痛如锥刺，手足寒至节，喘息者死，呕吐口中如胶，善噫寒疝，热病汗不出，默默嗜卧，溺黄消瘅大便难，咽肿唾血，若疹癖寒热咳嗽，不嗜食，腹胁痛，瘦瘠，手足厥冷，可灸三壮，针入三分。（《圣济总录·足少阴肾经》）

太陵二穴，土也，在掌后两筋间陷中，手厥阴脉之所注也，为输，治热病汗不出，臂挛腋肿，善笑不休，心悬若饥，喜悲泣惊恐，目赤小便如血，呕逆狂言不乐，喉痹口干，身热头痛，短气胸胁痛，针入五分，可灸三壮。

劳宫二穴，火也，在掌中央动脉中，屈无名指取之，手厥阴脉之所流也，为荥，治中风善怒，悲笑不休，手痹，热病三日汗不出，怵惕，胸胁痛不可转侧，大小便血。（《圣济总录·手厥阴心主经》）

颅息二穴，在耳后间青络脉，足少阳脉气所发，治身热头重，胁痛不得转侧，风痓耳聋，小儿发痫瘛疭，呕吐涎沫，惊恐失精，瞻视不明，不宜针，可灸七壮。（《圣济总录·手少阳三焦经》）

章门二穴，脾之募，一名长平，一名胁髎，在大横外，直脐季肋端，侧卧屈上足伸下足，举臂取之，足厥阴、少阳之会，治肠鸣盈盈然食不化，胁痛不得卧，烦热口干不嗜食，胸胁支满喘息，心痛，腰痛不得转侧，伤饱身黄羸瘦，贲豚腹肿脊强，四肢懈堕，善恐少气，厥逆肩臂不举，可灸百壮，针入六分。（《圣济总录·足厥阴肝经》）

风痹从足小趾起，脉痹上下，带胸胁痛无常处，至阴主之。（《圣济总录·治痹灸刺法》）

热病发热，满而欲呕哕，三日以往，不得汗，怵惕，胸胁痛，不可反侧，咳满溺赤。

热病汗不出，胁痛不得息，颈颔肿，寒热耳鸣，聋无所闻，阳谷主之。（《圣济总录·治热病灸刺法》）

呕血肩胁痛，口干心痛，与背相引，不可咳，咳引肾痛，不容主之。(《圣济总录·治唾血呕血灸刺法》)

旁庭二穴，《甲乙经》云：穴在胁堂下二骨间陷者中，举腋取之，各灸三壮，主猝暴中，飞尸遁尸，胸胁支满，时上抢心，呕吐喘逆，咽干胁痛。(《圣济总录·治鬼魅诸邪病灸刺法》)

太白主胸胁胀切痛，阳辅主胸胁满，大包主胸胁中痛、胸胁满心痛，灸期门随年壮。肝俞、脾俞、志室主两胁急痛，腕骨、阳谷主胁痛不得息，胆俞、章门治胁痛不得卧。(《针灸资生经·胸胁痛》)

主肠鸣，盈盈然，食不下，胁痛不得卧，烦热口干，不嗜食，胸胁支满，喘息心痛，不得转侧，伤饱身黄，羸瘦贲豚，腹肿脊强，四肢懈惰，善恐少气，厥逆，肩臂不举，咳逆吐食，哕噫，食入还出，热中，苦吞而闻食臭，寒中，洞泄不化，胸满，呕无所出，身润，石水，身肿，诸漏。(《西方子明堂灸经》卷七)

治胸胁胀切痛，穴太白。

治胸胁痛，穴阳辅。

治胸胁痛无常处，穴下廉。

治胸胁痛，穴中脘、承满。

治胁痛不得息，穴腕骨、阳谷。

治胁痛不得卧，胸满喘无所出，穴胆俞、章门。

治胁痛咳逆，胁痛心烦，穴极泉。

治胁痛，腹胁痛满，穴上廉。

治腹胁痛连脊，穴三里。

治胸胁痛，穴乳根。

治胸胁痛不可忍，穴刺期门(刺入四分，可灸七壮)，次针章门(针入六分，可灸七壮，至七七壮)、行间、丘墟、涌泉。(《普济方·针灸》)

背胸邪系阴阳左右如此，其病前后痛涩，胸胁痛而不得息，不得卧，上气

短气,偏痛,脉满起,斜出尻脉,络胸胁,支心贯膈,上肩加天突,斜下肩交十椎下。(《类经·经络类》)

治卒胁痛不可忍者,用蜡绳横度两乳中,半屈绳,从乳斜趋痛胁下,绳尽处灸三十壮,更灸章门(七壮)、丘墟(三壮,可针入五分)。(《景岳全书·心集·杂证谟》)

针法:怒伤肝气,血不归原,胁痛不止,取行间、期门。肝积气块胁痛,及脏腑虚冷,两胁刺痛,取支沟、章门、阳陵泉、临泣。

胸胁痛不可忍,取章门、期门、行间、丘墟。(《病机沙篆·胁痛》)

胸胁痛:天井、支沟、间使、大陵、三里、太白、丘墟、阳辅。

胁痛:阳谷、腕骨、支沟、膈俞、申脉。

偏胁背痛痹:鱼际、委中。(《针灸大成·胸背胁门》)

胸满腹痛,刺内关;胁痛肋疼,针飞虎。(《针灸大成·标幽赋》)

脏腑虚冷,两胁痛疼。

支沟二穴,建里一穴,章门二穴,阳陵泉二穴。(《针灸大全》卷之四)

〔第一百十一〕伤寒胁痛:支沟、章门、阳陵泉、委中。

〔第一百十二〕伤寒胸胁痛:大陵、期门、膻中、劳宫。(《针灸大成·治症总要》)

胸胁痛者天井穴,胁痛阳谷腕骨宜,胸连胁痛期门穴。(《针灸聚英》卷四下)

胸胁痛而不得息,不得卧,上气短气,偏痛脉满起,斜出尻,脉络胸胁,支心贯鬲上肩,如天突斜下肩交十椎下。(《针灸素难要旨》卷二下)

治卒胁痛不可忍者，以蜡绳横度两乳中间，屈绳从乳横，以趋痛胁下，灸绳尽处三十壮，更章门二穴，在大横骨外直季胁端，侧卧，屈上足，伸下足，举臂取之，各七壮。（《古今医统大全·胁痛门》）

中焦痞满，两胁刺痛，支沟、胆中、章门。（《针灸逢源》卷五）

胸引两胁痛：肝俞、内关、鱼际、绝骨。

胸连胁痛：期门、章门、绝骨、神门、行间、涌泉。（《勉学堂针灸集成》卷二）

邪客于足少阳之络，令人胁痛，不得息，咳而汗出，刺足小趾。（《黄帝素问直解》卷之五）

胸胁痛：大陵、期门、膻中、劳宫。胁痛：支沟、章门、阳陵泉、委中。（《针灸易学·二认症定穴》）

胁痛治疗处方 刺血治疗：四花中穴、四花外穴或足三重穴毫针治疗，指驷马穴或足驷马穴；侧三里、侧下三里穴。注：驷马穴与四花中穴、四花外穴均为肺之神经所过，其穴组所在就如同传统肺经之脉，驷马穴主肺气，所以自然用于胁痛、肋痛的治疗，有显著疗效，尤其适宜病痛面积较大的患者。侧三里及侧下三里处于胆经之线上，根据经脉理论也自然用于胸胁部疾病，尤其偏于胸胁外侧部。（《董氏奇穴针灸学》）

针灸治疗肋间神经痛，常用腧穴支沟、蠡沟、阳陵泉、相应节段、夹脊穴。也可单用丘墟穴，左病取右，右病取左。（《针灸研究进展》）

第二节 外 用 方

1. 如意金黄膏《外科正宗》

【组成】天花粉（上白）十斤，黄柏（色重者），大黄、姜黄各五斤，白芷五斤,紫厚朴、陈皮、甘草、苍术、天南星各二斤。

【用法】以上共为咀片,晒极干燥,用大驴磨连磨三次,方用密绢罗厨筛出,瓷器收贮,勿令泄气。

【主治】痈疽发背,诸般疔肿,跌扑损伤,湿痰流毒,大头时肿,漆疮火丹,风热天泡,肌肤赤肿,干湿脚气,妇女乳痈,小儿丹毒。

2. 定痛膏《证治准绳》

【组成】芙蓉叶一两,紫荆皮、独活、生南星、白芷各五钱。

【用法】研为末,加生菜、马蓝菜、墨斗菜各一两,杵捣极烂,和末一处,用生葱汁老酒和炒暖敷。若打扑跌磕压伤,骨肉酸疼有紫黑色,未破皮肉者,加草乌、肉桂、高良姜各三钱研末,姜汁调温贴;若紫黑色已退,除良姜、肉桂、草乌、姜汁,欲以姜汁茶清调温贴之;若折骨出臼者,加赤葛根皮、宝塔草各二两捣烂,和前药一处,又用皂角十枚,童便汁少许,生白面一两,砍烂和匀,入前药同杵捣匀,用芭蕉叶托,用前后正副夹须仔细,整顿其骨紧敷,看后上下肿痛消,方可换药,肿痛未退,不可换药。

【功效】舒经活络,止痛消肿。

【主治】打扑损伤,赤肿疼痛。

3. 海桐皮汤《医宗金鉴》

【组成】海桐皮、透骨草、乳香、没药各二钱,当归(酒洗)一钱半,川椒三钱,川芎、红花各一钱,威灵仙、白芷、甘草、防风各八分。

【用法】共为粗末,装白布袋内,扎口煎汤,熏洗患处。亦可内服。

【功效】活血散瘀,通络止痛。

【主治】一切跌打损伤,筋翻骨错,疼痛不止。

4. 三色敷膏《上海市医院制剂手册》

【组成】紫荆皮八两,黄金子[①]八两,饴糖适量,五加皮二两,木瓜二两,丹参二两,羌活二两,赤芍二两,白芷二两,独活二两,片姜黄二两,甘草六钱,秦艽一两,天花粉二两,怀牛膝二两,川芎一两,连翘八钱,威灵仙二两,木防己

---

① 黄金子即黄荆子,布荆子,马鞭草科植物黄荆的果实;紫荆皮,豆科植物紫荆的树皮,后所提之番木鳖就是马钱子。

二两,防风二两,番木鳖(制)四两。

【制法】番木鳖另研粉,余药共研(均过八号筛),和匀。按照每用粉十两加饴糖十五两的比例,次将饴糖加入药粉内,研均匀稠糊状,即得。

【用法】将药膏均匀摊于广皮纸上,约市制1分厚,上盖棉纸,贴于患部,用绷带包扎。

作用:敷于患处,能有效地改善局部血液循环,使局部气血流通,缓解疼痛,恢复关节功能。

【主治】骨折肿痛。

5. 伤损风湿膏《石氏伤科集验》

【组成】生草乌四两,生川乌四两,生南星四两,生半夏四两,生川大黄四两,全当归四两,黄金子四两,紫荆皮四两,小生地四两,苏木屑四两,单桃仁四两,嫩桑枝四两,川桂枝二两,白僵蚕二两,小青皮二两,广地龙二两,西羌活二两,川独活二两,大川芎二两,香白芷二两,川续断二两,黑山栀二两,䗪虫二两,骨碎补二两,透骨草二两,赤石脂二两,山甲片二两,杜红花二两,粉丹皮二两,落得打二两,白芥子二两,宣木瓜二两,苍术二两,乳香、没药各二两,方八片二两,甘松二两,山奈二两,北细辛一两,生麻黄一两,广木香一两。

【制法】上药配就,选净切片或打碎,用麻油或菜油十五斤,将药浸入油内7~10日,然后入锅,用炭文火煎熬,至药色枯为度,将药去渣滤清,再将药油继续煎熬2h左右,俟其滴水成珠不化,将药锅离火,再加炒东丹七十两左右,徐徐筛入锅内,边筛边搅,膏药收贮清水缸内,半个月后取出应用,皮肉砸碎者勿用。

【用法】伤损后期或陈伤,可用本膏。但新伤肿痛不甚显著者,亦可酌情用之,或加桂麝散(丁香、肉桂、麝香)少许更效。

【主治】重于温运,既能理伤,并兼治风湿。

6. 活血散《成都中医学院附属医院方》

【组成】乳香、没药、血竭各五钱,贝母三钱,木香二钱,厚朴三钱,川乌、草乌、白芷各一钱,麝香五分,紫荆皮八钱,香附五钱,小茴香三钱,甲珠、自然铜、木瓜各五钱,肉桂二钱,当归八钱,独活、羌活、续断、虎骨(狗骨代)、川芎各五钱。

【用法】上药共为散剂,外敷新伤者,用鲜开水调;陈伤者,可用酒调;内服,则每 30 g 活血散泡白酒 500 mL,1 周后可用,早晚各服 10 mL。

【主治】扭挫伤,跌打损伤,瘀肿疼痛,或久伤不愈,肢体时作疼痛者。

7. 接骨膏(《中西医结合治疗骨与关节损伤》)

【组成】龙骨六两,制乳香、制没药各一两,骨碎补六两,鹿角霜六两,血竭二两,䗪虫二两,自然铜四两(煅、醋淬)七次,红花四两,炙豹骨二两,续断八两,白芷四两,肉桂四两,紫荆皮八两,当归八两,麝香八分。

【用法】共研细末(麝香后入),以蜜调软膏,加酒少许,摊于布上或油纸上 2～3 mm 厚,遍敷患处,4～7 日一换,若有创口者须避开创口。

【功效】活血止痛,接骨续筋。

【主治】各型骨折。

（此东垣方，用羌、防、桂、翘、归、柴、蛭、麝、苏木）。若作寻常胁痛治，即殆矣。劳伤身热胁痛者，脉必虚也。（《订补明医指掌·胁痛证》）。

肝火盛、木气实而胁痛者，或因怒气太逆，肝气郁甚，谋虑不决，风中于肝，皆使木气甚，火盛则肝急矣。心生血，肝纳血，肝有热则妄行，注于胁则胁痛，或紫黑，或结块，上部抵当汤，中部桃仁承气汤，皆称捷效，此污血之积为之也。又岁金肃烈，制木太过，致肝气郁而不伸，两胁痛而不止，此须抑金扶木，泻有余而补不足，使两气和平，则痛自止，此肝被郁为之也。又有饮食填塞太阴，肝气被压，然肝者将军之官，其性猛烈，不受压制，上冲之则胃脘痛，横行之则两胁痛，惟消食顺气，少兼温散，则食下而肝气自舒，胁痛自止。又有挫闪跌扑一症，或气郁，或血积，亦作胁痛，若以凉药治之，则痛益甚，须用行血行气之剂，而兼温药以散之辄效（《颐生微论》有左胁痛用桃仁承气汤加干漆治验，当参）。若跌扑胁痛者，亦是死血，宜复元活血汤、破血散瘀汤（此东垣方，用羌、防、桂、翘、归、柴、蛭、麝、苏木）。若作寻常胁痛治，即殆矣。劳伤身热胁痛者，脉必虚也。（《订补明医指掌·胁痛证》）。

四、董宿

《刺热篇》云：肝热亦令胁痛，手足躁，不得安卧。《举痛论》：寒气客于厥阴之脉，故胁引少腹而痛，以岁运论之：岁木太过，金反胜之，则胁痛；岁火太过，水反胜之，胸中痛，胁支满痛；岁金太过，病两胁下小腹痛，木胜金复，则胸胁暴痛，下引少腹。《至真大要》曰：阳明在泉，心胁痛不能反侧。《缪刺篇》云：邪客于足少阳之络，令人胁痛不得息，咳而汗出，邪客足太阳之络，令人拘挛背急，引胁而痛。而脾所系于右，其经湿胜故痰饮，湿能化之，随经流入于右，左胁痛者，多因留血而作。右胁痛者，悉是痰气，两胁痛者，岂可一概而言哉？论病之由，当分外之六淫，内之五邪。张仲景论伤寒少阳，耳聋胁痛甚者，此是肝胆之气郁而作痛，且胁痛之病，诸经论之详矣。（《奇效良方》卷之二十八）

五、虞抟

盖心生血，肝纳血，因大怒而血不归经，或随气而上出于口鼻，或留于本经而为胁痛。又或岁木太过而木气自甚，或岁金有余而木气被郁，皆能令人胁痛。外有伤寒发寒热而胁痛者，足少阳胆、足厥阴肝二经病也，治以小柴胡汤，无有不效者。又有饮食失节，劳役过度，以致脾土虚乏，肝木得以乘其土位，而为胃脘当心而痛、上支两胁痛、膈噎不通、食饮不下之证。（《医学正传》卷之四）

六、周慎斋

左胁痛为肝气有余，宜小柴胡加四物。右胁痛为肺气不降，血中之气病也，宜芎归芍药汤加乌药、青皮、肉桂、陈皮调之。饮食劳役而致两胁痛者，左，补中益气汤加白芍，右，补中加青皮。左胁痛宜升提，枳实、川芎各五钱，炙甘草二钱，共末，酒调下。右胁痛，宜降气，枳壳、桂心各四钱，姜黄四钱，炙甘草二钱，共末，姜、枣汤下。两胁痛，宜行气行血。凡内伤胁痛不止，生香油一杯，生蜜一杯，和匀服，一两次即愈。或饮冷水而致胁痛者，用干姜、肉桂，但温而不散，必用补中益气汤加附子，其痛即止。（《周慎斋遗书》卷九）

七、孙一奎

又曰：肝木气实则胁痛，肝气实则怒。胁痛属肝木，及胆火。左胁痛为肝经受邪，宜枳芎散，或柴胡疏肝散。右胁痛为肝经移病于肺，宜推气散。气弱人胁痛，脉细紧或弦，多从劳役怒气得者，八物汤加木香、青皮。瘦人发寒热胁痛，多怒者，必有瘀血。胁痛发寒热，似觉有积块，必从饮食大饱，劳力所致，必用龙荟丸。痰饮停伏胁痛，宜导痰汤。一人胁痛连膈，服气药不效。

又曰：肝木气实则胁痛，肝气实则怒。胁痛属肝木及胆火。左胁痛为肝经受邪，宜枳芎散，或柴胡疏肝散。右胁痛为肝经移病于肺，宜推气散。气弱人胁痛，脉细紧或弦，多从劳役怒气得者，八物汤加木香、青皮。瘦人发寒热胁痛，多怒者，必有瘀血。胁痛发寒热，似觉有积块，必从饮食大饱，劳力所致，必用龙荟丸。痰饮停伏胁痛，宜导痰汤。一人胁痛连膈，服气药不效。（《赤水玄珠》卷四）

八、王肯堂

或问胁痛从肝治，复有可言者乎？曰肝病内舍肤胁而胁痛也，则何异于心肺内舍膺胁而痛者哉。若谓肝实病而胠胁痛也，则何异于肝木不及、阳明所胜之胠胁痛者哉。若谓由是厥阴肝经所过而痛也，则何异于足少阳、手心主所过而胁痛者哉。戴云：伤寒胁痛属少阳经，合用小柴胡汤。若寻常胁痛，不系正伤寒时，身体带微热者，《本事方》中枳壳煮散，用枳壳、桔梗、细辛、川芎、防风各四分，干葛钱半，甘草一钱。若只是胁痛，别无杂证，其痛在左，为肝经受邪，宜用川芎、枳壳、甘草。又有肝胆经停痰伏饮，或一边胁痛，宜用严氏导痰汤。盖枳壳乃治胁痛的剂，所以诸方中皆不可少。曾见潘子先说，有人胁痛，下青龙汤痛止，兼嗽得可，此其痛必在右胁故也。右胁痛，推气散。左胁痛，枳芎散，或柴胡疏肝散。若跌扑胁痛者，亦是死血，宜复元活血汤、破血散瘀汤。戴云：停饮胁痛，《本事方》面丸最佳。发寒热胁痛，觉有积块，当归龙荟丸。龙荟丸治肝实胁痛，其人气收者，善怒是也。因惊伤肝胁痛，桂枝散。戴云：曾有人胁痛连膈，进诸气药，并自大便导之，其痛殊甚，后用辛热补剂，下黑锡丹方愈。宜用破故纸之类补肾，芎、归之类和血，若作寻常胁痛治，即殆矣。一人六月途行，受热过劳，性又躁暴，忽左胁痛，皮肤上一片红如碗大，发水泡疮三五点，脉七至而弦，夜重于昼，医作肝经郁火治之，以黄连、青皮、香附、川芎、柴胡之类，进一服，其夜痛极，且增热。《九灵山房集》云：里钟姓者，一男子病胁痛，众医以为痈也。云中秦文山掌教平湖，与家兄同官，每患胁痛，遇劳忍饿则发，介家兄书来求方，予为处以人参、黄芪、白术、当归、川芎、地黄、牛膝、木瓜、山茱萸、石斛、薏苡仁、酸枣仁、柏子仁、桃仁之属，令常服之。闻魏昆溟吏部，亦以劳饿得胁痛，无大病也。（《证治准绳·杂病》）

内伤胁痛之治。痰饮聚于中脘，攻注两胁者，导痰汤加竹沥；悬饮凝结，咳逆胁痛，十枣汤；死血作痛，红花桃仁汤；恼怒伤肝，肝经郁火者，柴胡清肝饮、栀连柴胡汤；肝血不足，肝气不调，家秘补肝汤；肝肾真阴不足，龙雷之火上冲，家秘肝肾丸；若肝肾真阳不足，无根之火，失守上炎，八味丸治之。（《症因脉治》卷一）

九、武之望

虞氏曰：《内经》云，肝病者，两胁下痛引小腹，令人善怒，虚则目䀮䀮无所见,耳聩聩无所闻,善恐,如人将捕之。又曰:怒则气逆,虚则呕血及飧泄,故气上逆。盖心生血,肝纳血,因大怒而血不归经,或随气而上出于口鼻,或留于本经,而为胁痛。又或岁木太过,而本气自甚,或岁金有余,而木气被郁,皆能令人胁痛。《经》曰:病胁下满,气逆,二三岁不已,病名曰息积(积不在中而在胁之下者,初起微小,久而至大,则胁满气逆,喘促息难,故名息积。今人有积在左胁之下,俗名为痞者,其即此证),是乃肝木有余之证也。外有伤寒,发寒热而胁痛者,足少阳胆、足厥阴肝二经病也,治以小柴胡汤,无有不效者。或有清痰食积,流注胁下而为痛者;或有登高坠仆,死血阻滞为痛者,又有饮食失节,劳役过度,以致脾土虚乏,肝木得以乘其土位,而为胃脘当心而痛,上支两胁痛,膈噎不通,饮食不下之证。

丹溪曰:胁痛属木气实,肝火盛,有死血,有痰流注。胁痛发寒热者,用小柴胡汤;右胁痛,用推气散;左胁痛,以柴胡为君,加佐使药;两胁走痛,或可用控涎丹。咳嗽胁痛者,二陈汤加南星、香附、青皮、青黛、姜汁。有气郁而胸胁痛者,看其脉沉涩,当作郁治。一身气痛及胁痛,痰挟死血,控涎丹加桃仁泥丸服。肥白人气虚寒热胁痛,用参、芪、柴胡、黄芩、木香、青皮。瘦人寒热胁痛多怒者,必瘀血,宜桃仁、红花、柴胡、青皮、大黄。寒热胁痛,似有积块者,必饱食劳力所致,宜龙荟丸。

丹溪活套云:凡胁痛者,多是肝木有余也,宜用小柴胡汤加青皮、川芎、芍药、龙胆草;甚者煎成正药,入麝香、青黛。

戴云:曾有人胁痛连膈,服气药不效,后用辛热补剂下黑锡丹方愈。

李氏曰:胁痛本是肝病,宜分左右虚实治之。左胁痛属怒火与死血。大怒逆气,及谋虑不决,或外感风邪,皆令肝火动甚,胁痛难忍,古茱连丸、当归龙荟丸;轻者,小柴胡加黄连、牡蛎、枳壳。右胁痛,属食积痰饮,七情。如胸背胁痛,喘急妨闷者,瓜蒌实丸。而胁痛常兼左右证,湿热盛则两胁痛,当归龙荟丸,诸胁痛皆效。外感胁痛寒热者,小柴胡汤加枳梗,详伤寒。胁痛二三年不已者,乃痰瘀结成积块,肝积肥气,肺积息贲,发作有时,虽皆肝木有余,不可峻攻,宜枳术丸加官桂、陈皮、桔梗、甘草,蜜丸服;或复元通圣散、敷胁膞方。

《选要》曰:胁痛者,厥阴肝经所为也,其病自两胁下,痛引小腹,亦当视内外所感之邪而治之。若因暴怒伤触,悲哀气结,饮食过度,冷热失调,颠仆伤形,或痰积流注于胁,与血相搏皆能为痛,此内因也;若伤寒少阳耳聋胁痛,风寒所袭而为胁痛,此外因也。

方氏曰:左胁痛、胃脘痛二证,妇人多有之,以其忧思忿怒之气素蓄于中,发则上冲,被湿痰死血阻滞其气而不得条达,故作痛也。(《济阳纲目·胁痛》)

十、王肯堂

《九灵山房集》云:昔钟姓者一男子,病胁痛,众医以为痈也。设诸香、姜、桂之属益甚。项彦章诊其脉告曰:此肾邪病,法当先温利而后补之,投神保丸,下黑溲痛止。即令更服神芎丸。若疑其太过。彦章曰:向用神保丸,以肾邪透膜,非全蝎不能导引,然巴豆性热,非得芒硝、大黄荡涤之,后遇热必再作,乃大泄数次病已。项彦章所以知男子之病,以阳脉弦,阴脉微涩,弦者痛也,涩者,肾邪有余也。肾邪上薄于胁不能下,且肾恶燥,热方发之,非得利不愈。《经》曰:痛随利减,殆谓此也。房劳过度,肾虚羸怯之人,胸胁之间,每有隐隐微痛,此肾虚不能约,气虚不能生血之故。气与血犹水也,盛则流畅,少则壅滞。故气血不虚则不滞,既虚则鲜有不滞者。所以作痛,宜用破故纸之类补肾,芎、归之类和血,若作寻常胁痛治,则殆矣。当辨左右气血而施治,痛在左,肝火挟气也。痛在右,脾火挟痰食也。治从润肺柔肝,而得捷效,乃肝移邪于肺之明证也。(《重订灵兰要览·胁痛》)

十一、张介宾

外感证,邪在少阳,身发寒热而胁痛不止者,宜小柴胡汤、三柴胡饮,或河间葛根汤之类酌宜用之。若外邪未解而兼气逆胁痛者,宜柴胡疏肝散主之。若元气本虚,阴寒外闭,邪不能解而胁痛畏寒者,非大温中饮不可。内伤肝胆,气逆不顺而胁痛者,宜排气饮、推气散、沉香降气散、木香调气散之类主之。若怒气伤肝,因而动火,胁痛、胀满、烦热,或动血者,宜化肝煎。若悲哀烦恼,肝气受伤,脉紧胁痛者,枳壳煮散。若因惊气逆,胁痛不已者,桂枝散。若肝火内郁,二便不利,两胁痛甚者,当归龙荟丸,或左金丸。若肝脾血虚,或郁怒伤肝,寒热胁痛者,逍遥散。(《景岳全书·心集》)

胁痛之病,本属肝胆二经,以二经之脉皆循胁肋故也。然而心肺脾胃肾与膀胱亦皆有胁痛之病，此非诸经皆有此证，但以邪在诸经，气逆不解，必以次相传，延及少阳、厥阴，乃致胁肋疼痛。故凡以焦劳忧虑而致胁痛者，此心肺之所传也；以饮食劳倦而致胁痛者，此脾胃之所传也；以色欲内伤，水道壅闭而致胁痛者，此肾与膀胱之所传也，传至本经，则无非肝胆之病矣。胁痛有内伤外感之辨，凡寒邪在少阳经，乃病为胁痛耳聋而呕，然必有寒热表证者，方是外感，如无表证，悉属内伤。但内伤胁痛者十居八九，外感胁痛则间有之耳。（《景岳全书·心集·胁痛》）

十二、李中梓

故治胁痛必须平肝，平肝必须补肾，肾水足而后肝木有养，其气自平，而胁痛止矣。宜肝肾兼资汤。

熟地一两，白芍二两，当归一两，白芥子三钱，栀子（炒）一钱，山茱肉五钱，甘草三钱。水煎服。

此方补肾为主，滋肝佐之，兼理痰火，一剂而胁痛止。伤寒少阳胁痛，小柴胡汤，不大便加枳壳。不因伤寒胁痛，身体发热，枳壳、桔梗、细辛、川芎、防风、干葛、甘草。盖枳壳为胁痛的剂，所以诸方皆用之。胁痛而气喘，分气紫苏饮，紫苏、桑白皮、五味、桔梗、腹皮、草果、茯苓、陈皮、甘草、姜，煎服。悲伤肺气而胁痛，推气饮，姜黄、枳壳、桂心、甘草为末，姜枣汤送下。食积胁痛，必香砂、枳术加楂、朴、曲、芽、末丸服。痃癖胁痛，煮黄丸，巴豆（炮，去皮心）五钱（略去油），雄黄一两，同研如泥，入白面二两，水丸麻子大，每用十二丸，汤煮，入冷浆，汤沉冷一昼夜，尽十二丸冷浆下，微利为度，不必尽剂。

附治验：一人受暑胁痛，皮黄发泡，清肝理气俱不效，用大瓜蒌捣烂，加粉草、红花少许，入口而痛即止[1]。又读王字泰《笔尘》所载：秦文山掌教平湖，与家兄同官，因劳而两胁痛，清晨并饥时尤甚，以书介家兄求余方，余意其肝虚，当补其子母，用芪、术、芎、归、萸、熟、枣、药、柏仁之类，仍以细辛、防风各少许，姜、枣煎服，叮咛此方勿示他医，恐令其笑不合口也。余家长安时，闻魏昆溟吏部之变，亦因投谒，忍饥归而胁痛，他无所苦，而粗工以青皮、枳壳之

---

[1] 此方即专治带状疱疹的古方"瓜蒌甘草红花汤"，出自明代孙一奎《医旨绪余》。可见上案胁痛是带状疱疹，古代称为"缠火腰带"。

类杂投,遂至不起。(《病机沙篆·胁痛》)

十三、蒋示吉

胆无别窍肝尽阴,位居两胁怒为神,忿怒伤肝主胁痛,风邪痰食血能成。右胁疼痛痰流注(右关脉滑,或走注有声),南星白芥白茯苓;左胁痛时合四物,按之有块瘀血成(痛处不移,左关沉涩),桃仁红花宜加入,痛甚乳香没药寻;右胁有块兼饱闷,吐酸嗳气伤食症(右关脉紧盛),(神)曲(麦)芽厚朴及槟榔,肉食山楂草果应;胁痛口苦并寒热,耳聋呕吐寒邪诀,(猪)胆汁三匙入本汤,神功妙用无人说;胁痛内热大便难,沉实有力是热结,痛随利减加大黄,瘀血桃仁不可缺。(《医宗说约》卷之二)

十四、程国彭

问曰:胁痛何以是半表半里证?答曰:足少阳胆经,布之胁下,故有胁痛。又问曰:水气亦有胁痛,何也?答曰:水气胁痛,必见干呕,咳引胁下痛,小半夏加茯苓汤主之,极重者,十枣汤攻之。若半表半里胁痛,外必兼见少阳证。(《医学心悟》卷二)

十五、叶天士

治胁痛如前,兼去手足枯瘁。胁痛而手足枯瘁,皆由烦恼悲哀,肝气被郁,经络废弛,故养血调气温经之药治之,则气血和平,经络自然安适也。(《类证普济本事方释义》卷第七)

肝之脏在两胁,肝之治在下焦。世人治胁痛,分左属血、右属气,必用青皮、枳壳破气之药,谓肝得疏泄而病愈。

邹时乘按:胁痛一症,多属少阳、厥阴。伤寒胁痛,皆在少阳胆经,以胁居少阳之部。杂症胁痛,皆属厥阴肝经,以肝脉布于胁肋。故仲景旋覆花汤,河间金铃子散,及先生辛温通络,甘缓理虚,温柔通补,辛泄宣瘀等法,皆治肝着胁痛之剂。可谓曲尽病情,诸法毕备矣。然其症有虚有实,有寒有热,不可概论。苟能因此扩充,再加详审,则临症自有据矣。(《临证指南医案·胁痛》卷八)

古人治胁痛法有五,或犯寒血滞,或血虚络痛,或血着不通,或肝火抑郁,或暴怒气逆,皆可致痛。今是症脉细弦数不舒,此由肝火抑郁。火郁者络自燥,治法必当清润通络。炒瓜蒌、炒香桃仁、归身、新绛、炒白芍、炙甘草。

据述左胁痛引背部,虚里穴中按之有形。纳食不得顺下,频怒劳烦,气逆血郁。五旬以外,精力向衰,延久最虑噎膈。议宣通气血,药取辛润,勿投香燥,即有瘀浊凝留,亦可下趋。当归尾、京墨汁、桃仁泥、延胡索、五灵脂、老韭白。(《叶氏医案存真·积聚》)

十六、程文囿

胁痛宜分左右、辨虚实。左胁痛者,肝受邪也;右胁痛者,肝邪入肺也;左右胁痛者,气滞也;左右胁注痛有声者,痰饮也;左胁下有块作痛夜甚者,死血也;右胁下有块作痛饱闷者,食积也。胁痛,咳嗽腥臭,面赤唾痰者,肺气伤也;胁内支满,目眩,前后下血者,肝血伤也;两胁拘急,腰腿疼痛不能转侧者,湿热郁也;胸右近胁一点刺痛,内热咳嗽者,肺痈也。(《医述·杂证汇参·胁痛》转引《证治汇补》)

十七、汪蕴谷

尝考经旨谓肝脉挟胃络胆,上贯膈,布胁肋,胆脉贯膈络肝,循胁里,其直者循胸过季胁,是两胁之痛。有瘀血内蓄,痰饮内聚,及肥气痞气,皆属有形之积,非益血则邪不退。即令气寒而得此,亦宜补阳在先,补阴在后,阴阳两补。且胁痛而及他脏者,亦有之矣;咳唾腥臭者,肺痈也;痛连胃脘,呕吐酸味者,木凌脾也;痛而寒热谵语,如见鬼状者,妇人热入血室也。

胁痛一证,不徒责在肝胆,而他经亦累及之。痰瘀除而积聚消,胁痛岂有不愈者哉?虽然,操心者常有此证,房劳者每有此患。或谓内伤胁痛,逍遥散乃不易之方;外感胁痛,小柴胡为必用之药。且胁痛而及他脏者,亦有之矣。舍气血而何所补救哉?盖甘可缓中,则木气条达,自然右降而左升;和能平怒,则疏泄令行,渐次气充而血润,胁痛云乎哉?(《杂症会心录·胁痛》)

十八、林珮琴

故胁痛皆肝胆为病,而胆附于肝。风寒则不论左右,胁痛多实,不可轻用补肝,致令肝胀。凡胁痛,药忌刚燥,以肝为刚脏,必以柔济之,乃安也。又曰,肝火盛,两胁痛,不得伸舒。咳引胁痛,宜舒肝气。《正传》曰:凡胁痛,皆肝木有余。凡性急多怒之人,常患腹胁痛。《入门》曰:肝热郁,则胁必痛,发寒热,胁痛似有积块,必是饮食太饱,劳力所致。肝气实,胁痛者,烦燥不安卧,小柴胡汤加川芎、白芍、当归、青皮、龙胆草。肝气虚,胁痛者,悠悠不止,耳目善恐,四物汤加柴胡、青皮。《医鉴》曰:胁痛必用青皮醋炒,煎服,末服并效。(《类证治裁》卷之六)

十九、罗国纲

胁痛之病,本属少阳胆经、厥阴肝经,以二经之脉,皆循胁肋故也。然《经》言,心、肺、胃、肾与膀胱,皆有胁痛之病,以邪在诸经,气逆不解,必以此相传,延及本经,则无非肝胆之病矣。然胁痛即隔痛,其与心痛别者,心痛在岐骨陷处,胸痛则横满于胸中两胁间也。其痛有内伤外感之辨:凡寒邪在少阳经,乃病为胁痛,耳聋而呕,必有往来寒热,方是外感;如无表症,悉属内伤,但内伤多而外感亦间有之耳。三柴胡饮治外感风寒,邪在少阳,身发寒热,胁痛,耳聋。温中散寒汤治寒邪外闭,畏寒胁痛,脉虚体弱,表里兼顾者。木香顺气散治气滞,胁痛,腹痛。化肝煎治怒气伤肝,因而气逆动火动血,胁痛,胀满,烦热。如胀滞胁痛,加白芥子一钱,勿用白芍。逍遥散,治肝脾血虚,或郁怒伤肝而胁痛者。柴胡疏肝散,治外邪未解而兼气逆胁痛,或寒热往来。备采古来治胁痛至简至稳神方于后,以便取用。惊伤胁痛,用枳壳一两,桂枝五钱,为末,姜枣汤调下。胁痛,用白芥子研末,水调敷之。胁痛,用凤仙花晒研,酒调服三钱,活血消积。(《罗氏会约医镜》卷之七《论胁痛》)

二十、郑玉坛

丹溪云:治胁痛要分人之肥瘦强弱。瘦人寒热胁痛多怒者,必有瘀血,宜桃仁、红花、柴胡、青皮、大黄之类行之。肝火盛木气实而胁痛者,或因怒气太逆,肝气郁甚,谋虑不决,风中于肝,皆使木气甚,火盛则肝急矣。痰积流注厥阴之经,亦使胁下痛,病则咳急引胁痛,有郁而兼痰者,宜用二陈汤加南星、半夏、苍术、川芎、香附之属开郁行痰。右胁痛多属脾经气滞而致,痰饮流注不行,久则成著,名曰痞气,必以二陈汤加辛散之药,吴茱萸、白豆蔻之属。左

第四章　历代名医医论医话

胁痛以柴胡为君,加佐使川芎、青皮、龙胆草之类,当归龙荟丸亦可用。凡胁痛偏于左者,皆肝经积滞,或中风寒,或肝胆实火,宜详虚实而治之。(《伤寒杂病心法集解》卷四)

二十一、程国龄

杂症胁痛,左为肝气不和,用柴胡疏肝散。七情郁结,用逍遥散。若兼肝火、痰饮、食积、瘀血,随症加药。右为肝移邪于肺,用推气散。凡治实症胁痛,左用枳壳,右用郁金,皆为的剂。然亦有虚寒作痛,得温则散,按之则止者,又宜温补。不可拘执也。

此篇及后列三方,大意已赅。惟因怒而痛,忌柴胡,遵《临症指南》加降香、栀子、石斛;痛而有痰者,加半夏、白芥子;血络瘀痹者,加桃仁、归须;虚者,大佐参、术;总不外此治左、治右二方。肋为少阳部位,久痛无不口苦,无他表症,莫作外感治也。(《医学心悟杂症要义·肋痛》)

二十二、戴绪安

叶天士曰:凡咳血之脉,右坚者,治在气分,系震动胃络所致,宜薄味调养胃阴,如生扁豆、茯神、北沙参、苡仁等类;左坚者,乃肝肾阴伤所致,宜地黄、阿胶、枸杞、五味等类;脉弦胁痛者,宜苏子、桃仁、郁金、降香等类;成盆盈碗者,葛可久花蕊石散,或大黄黄连泻心汤。滑伯仁曰:气郁者,胸胁痛。凡热寒往来,恶寒恶热,呕吐吞酸嘈杂,胸痛胁痛,少腹胧胀,头眩盗汗,疝气飧泄等证,皆对证之方,倘一服即愈,少顷复发,或频发而愈甚,此必下寒上热之假证,此汤不可复投,当改用温补之剂。(《医学举要》卷三)

二十三、冯兆张

若作寻常胁痛治则殆矣(以上论胸痹)。痰流气郁而胸胁痛者,其脉沉涩而细。又曰:少阳所谓心胁痛者,言少阳盛也。左胁痛为肝经受邪,宜柴胡疏肝散。右胁痛,为肝经移病于肺,宜推气散。气弱人胁痛,脉细紧或弦,多从劳役怒气得者,八物汤加木香、青皮。瘦人发寒热胁痛多怒者,必有瘀血,宜桃仁、红花、柴胡、青皮、大黄、滑石,去滞气必用青皮,乃肝胆二经之药。痰饮停伏胁痛,宜导痰汤。人有房劳内伤,胁下一点痛者,名干胁痛,难愈,当大

补气血以养肝,大滋肾水以补母。左胁痛、胃脘痛二症,妇人多有之。以上论胁痛。(《冯氏锦囊秘录·杂症大小合参》卷七)

二十四、《济世神验良方》

胁痛须分左右,治左属血虚,右属气,左缘肝火木气充,右必痰流兼所滞,左疾加减四物汤,芍药芎归熟地黄,白术陈皮甘草茯,玄胡枳壳木香当,但痛不移瘀作祟,红花苏木桂桃姜。当归龙荟丸,治内有湿热,两胁痛甚者,此乃泻肝火之要药。(《济世神验良方·胁痛门》)

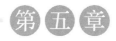

历 代 医 案

第一节 古代医案

一、楼英案

寿四郎右胁痛,小便赤少,脉少弦不数,此内有陈久积痰饮,因外感风寒所遏,不能宣散,所以作痛。与龙荟丸三十五粒,保和丸三十粒,细嚼姜片,以热汤下,服后胁痛已安,小便尚赤少,再与:

白术三钱,陈皮、芍药各二钱,木通一钱半,条芩一钱,甘草五分。

上姜三片,煎热饮之。(《医学纲目》卷之十四)

二、薛己案

一妇人每秋间两手心作痒,搔起白皮,因劳役怒恼则发寒热,遍身作痒起疙瘩,或以为风症,内服花蛇等药,外敷硫黄之类,患处炊溃,又服遇仙丹,热渴益甚,月水不通。余谓脾肝二经,血燥生风。先用加味逍遥散,热渴渐减;又用八珍、柴胡、山栀,患处少可;后因怒气发热胁痛,患处炊痛,用加味逍遥散四剂而安;又用四君、芎、归、山栀、牡丹皮,半载而痊。(《疡疡机要·续治诸症》)

三、虞抟案

[跌仆后胁瘤(虞抟医案)] 一人,年四十余,因骑马跌仆,次年左胁胀痛。医与小柴胡汤加青皮、龙胆草等药,不效。诊其脉,左手寸尺皆弦数而涩,关脉芤而急数,右三部唯数而虚。虞曰:明是死血证。用抵当丸一剂,下黑血二升许,后以四物汤加减,调理而安。(《名医类案》卷六《胁痛》)

四、孙一奎案

案1 光禄公后有事于庄所,值中秋,乘酒步月,失足一跌,扶起便胁痛不能立,昼夜不宁,行血散血活血之剂,一日三进,阅三月服二百余帖,痛不少减,因迎予治。诊之,脉左弦右滑数,予曰:此痰火症也。公曰:否,贱躯虽肥,生平未尝有痰,徒以遭跌,积血于胁间作痛尔。予曰:据脉,实痰火也,痰在经络间,不在肺,故不咳嗽,而亦不上出。脉书云:滑为痰,弦为饮。予据脉而认痰火。如瘀血,脉必沉伏,或芤或涩也,面色亦必带黄。前诸君认瘀血治者,皆徇公言,不以色脉为据。且多服峻厉克伐破坚之剂无效,此非瘀血之积明矣。公欣然请药,即用大栝蒌壳者二枚,重二两,研碎,枳实、甘草、前胡各一钱,贝母二钱,与四帖。公以为少。予曰:愚见犹以为多,此症服之一二剂可瘳,又即报我,为制补益之药可也。公得药一更矣,仍煎服,五更腹中辘辘有声,天明大泻一二次,皆痰无血,痛减大半。再服又下痰数碗许,痛全止,随能挺立。三服腹中不复有声,亦不泻。盖前由痰积泻也,今无痰,故不泻。公曰:望闻问切四者,医之要务,人人皆著之口吻,有先生独见之行事,即予母子之疾,先有事者,皆吴之名流,微先生,吾殆撞壁矣!何能还辕而生哉,吾于是益服先生之高。(《孙文垣医案·三吴治验·光禄公痰火胁痛》)

案2 曹同府东岗先生,右胁痛。脉之左弦大,右滑大,此由外伤风内伤食所致也。又加咳嗽,夜更痛,体肥面青,寝食俱废。予以紫苏、柴胡解其表,白芥子、桂皮、香附治其胁痛,山楂、萝卜子消其食,杏仁、陈皮、半夏、栝蒌仁治其嗽,四帖,饮食进,嗽也除,胁痛减十之七,再与保和丸服之而安。(《孙文垣医案·宜兴治验》)

五、叶天士案

案1 郭,三五。痛必右胁中有形攻心,呕吐清涎,周身寒凛,痛止寂然无踪。此乃寒入络脉,气乘填塞阻逆。以辛香温通法。

荜茇,半夏,川楝子,延胡,吴萸,良姜,蒲黄,茯苓。(《临证指南医案》卷八)

案2 何,三七。左乳傍胁中常似针刺,汗出,心嘈能食,此少阳络脉阳气燔灼。都因谋虑致伤,将有络血上涌之事。议清络宣通,勿令瘀着。

生地,丹皮,泽兰叶,桃仁,郁金,琥珀末。

又:服通络方,瘀血得下,新血亦伤。嘈杂善饥,阳亢燔灼,营阴不得涵护也。仍以和阳息风方法。

阿胶，鸡子黄，生地，麦冬，生甘草，生白芍。(《临证指南医案》卷二)

案3 黄。左胁骨痛，易饥呕涎。肝风内震入络。

生地，阿胶，生白芍，柏子仁，丹皮，泽兰。

又：照前方去白芍、泽兰，加桃仁、桑枝。

又：肝胃络虚，心嘈如饥，左胁痛，便燥少血。

生地、天冬、枸杞、桂圆、桃仁、柏仁，熬膏，加阿胶收。(《临证指南医案》卷八)

案4 蒋，三六。宿伤，左胁腹背痛。

炒桃仁，归须，炒延胡，片姜黄，五加皮，桂枝木，橘红，炒小茴。(《临证指南医案》卷八)

案5 吕，二九。脉数上出，右胁上疼则痰血上溢。必因嗔怒，努力劳烦，致络中气阻所致。宜安闲静摄，戒怒慎劳。一岁之中，不致举发，可云病去。

降香末(冲)八分，炒焦桃仁三钱，丹皮一钱，野郁金一钱，茯苓三钱，黑山栀一钱，丹参一钱，橘红一钱。(《临证指南医案》卷二)

案6 某，四十。脉弦，胁痛引及背部，食减，此属营损传劳。

桂枝木四分，生白芍一钱半，炙草四分，归身一钱半，茯神三钱，生牡蛎三钱，煨姜一钱，南枣三钱。(《临证指南医案》卷一)

案7 施。诊脉右虚，左小弦。面色黄，少华采。左胁肋痛，五六年未愈。凡久恙必入络，络主血，药不宜刚。病属内伤，勿事腻补。录仲景旋覆花汤，加柏子仁、归须、桃仁。

又：初服旋覆花汤未应，另更医谓是营虚，用参、归、熟地、桂、芍、炙草，服后大痛。医又转方，用金铃、半夏、桃仁、延胡、茯苓，服之大吐大痛。复延余治，余再议方，谓肝络久病，悬饮流入胃络，致痛不已。议太阳、阳明开阖方法。

人参，茯苓，炙草，桂枝，煨姜，南枣。

服苦药痛呕，可知胃虚。以参、苓阖阳明，用草、桂开太阳，并辛香入络，用姜、枣通营卫，生姜恐伐肝，故取煨以护元气，而微开饮气也。

又：前方服之痛止，议丸方。

人参、半夏、川椒、茯苓、桂枝、煨姜，南枣汤丸。(《临证指南医案》卷五)

案8 唐妪。右后胁痛连腰胯，发必恶寒逆冷，暖护良久乃温。此脉络中气血不行，遂至凝塞为痛，乃脉络之痹症。从阳维、阴维论病。

鹿角霜，小茴香，当归，川桂枝，沙苑，茯苓。(《临证指南医案》卷七)

案9 汪，六八。嗔怒动肝，寒热旬日，左季胁痛，难以舒转，此络脉瘀痹。防有见红之事，静调勿劳可愈。

桃仁，归须，五加皮，泽兰，丹皮，郁金。

又：桃仁，归须，丹皮，桑叶，川楝子皮，黑山栀皮。

又：络虚则热，液亏则风动。痛减半，有动跃之状。当甘缓理虚。

炙甘草汤去姜、桂。

又：痛止，便难，液耗风动为秘。议用东垣通幽法。

当归，桃仁，柏子霜，火麻仁，郁李仁，松子肉，红花。(《临证指南医案》卷八)

案10 汪。痛在胁肋，游走不一，渐至痰多，手足少力。初病两年，寝食如常，今年入夏病甚。此非脏腑之病，乃由经脉继及络脉。大凡经主气，络主血。久病血瘀，瘀从便下。诸家不分经络，但忽寒忽热，宜乎无效。试服新绛一方小效，乃络方耳。议通少阳、阳明之络，通则不痛矣。

归须、炒桃仁、泽兰叶、柏子仁、香附汁、丹皮、穿山甲、乳香、没药，水泛丸。(《临证指南医案》卷八)

案11 张，六七。有年呼气颇和，吸气则胁中刺痛，是肝肾至阴脏络之虚。初投辛酸而效，两和肝之体用耳。大旨益肾当温，复入凉肝滋液，忌投刚燥。

大熟地、天冬、枸杞、柏子霜、茯苓、桂圆肉、女贞子、川斛，蜜丸。(《临证指南医案》卷一)

案12 张氏。据说丧子悲哀，是情志中起，因郁成劳。知饥不能食，内珠忽陷忽胀，两胁忽若刀刺，经先期，色变瘀紫。半年来医药无效者，情怀不得解释，草木无能为矣。

人参，当归，生白芍，炙草，肉桂，炒杞子，茯苓，南枣。

华岫云按：《素问·六元正纪大论》言五郁之发，乃因五运之气有太过不及,遂有胜复之变。由此观之,天地且有郁,而况于人乎?故六气着人,皆能郁而致病。如伤寒之邪,郁于卫,郁于营,或在经,在腑,在脏。如暑湿之蕴结在三焦,瘟疫之邪客于募原,风寒湿三气杂感而成痹症。总之,邪不解散,即谓之郁,此外感六气而成者也,前人论之详矣。今所辑者,七情之郁居多,如思伤脾,怒伤肝之类是也。其原总由于心,因情志不遂,则郁而成病矣。其症心、脾、肝、胆为多。案中治法,有清泄上焦郁火,或宣畅少阳,或开降肺气,通补肝胃,泄胆补脾,宣通脉络。若热郁至阴,则用咸补苦泄。种种治法,未能按症分析详论。今举其大纲,皆因郁则气滞,气滞久则必化热,热郁则津液耗而不流,升降之机失度。初伤气分,久延血分,延及郁劳沉疴。故先生用药大旨,每以苦辛凉润宣通,不投燥热敛涩呆补,此其治疗之大法也。此外更有当发明者,郁则气滞,其滞或在形躯,或在脏腑,必有不舒之现症。盖气本无形,郁则气聚,聚则似有形而实无质。如胸膈似阻,心下虚痞,胁胀背胀,脘闷不食,气瘕攻冲,筋脉不舒。医家不察,误认有形之滞,放胆用破气攻削,迨至愈治愈剧,转方又属呆补。此不死于病,而死于药矣。不知情志之郁,由于隐情曲意不伸,故气之升降开阖枢机不利。虽《内经》有泄、折、达、发、夺五郁之治,犹虑难获全功,故"疏五过论"有始富后贫,故贵脱势,总属难治之例。盖郁症全在病者能移情易性,医者构思灵巧,不重在攻补,而在乎用苦泄热而不损胃,用辛理气而不破气,用滑润濡燥涩而不滋腻气机,用宣通而不揠苗助长,庶几或有幸成。若必欲求十全之治,则惟道家有一言可以蔽之曰:欲要长生,先学短死。此乃治郁之金丹也。(《临证指南医案》卷六)

案 13 朱客。肋稍隐隐痛,卧起咳甚,冷汗,背有微寒,两足带冷,身体仰卧稍安。左右不堪转侧,此皆脉络中病。良由客寒闭其流行,两脉逆乱,上犯过也。治在血分,通络补虚。

枸杞子(炒),咸蓉干,当归(小茴同炒黑),桃仁(炒),炙山甲。(《叶氏医案存真》卷三)

六、魏之琇案

案 1 一男子跌仆,皮肤不破,两胁作胀,发热口干,自汗,类风症,令先饮童便一瓯,烦渴顿止。随进复元活血汤,倍用柴胡、青皮,一剂胀痛悉愈,再剂而安。发明经云：夫从高坠下，恶血流于内，不分十二经络，圣人俱作风中肝经，留于胁下，以中风疗之。血者，皆肝之所主，恶血必归于肝，不问何经之伤，必留于胁下，盖肝主血故也。甚痛则必有自汗，但人汗出，皆为风症。诸痛皆属于肝木，况败血凝滞，从其所属人于肝也。从高坠下，逆其所行之血气，非肝而何？以破血行经药治之。

案2 一男子坠马，两胁作痛，以复元活血汤，二剂顿止。更以小柴胡加当归、桃仁，二剂而安。(《续名医类案》卷三十六《脾伤腹痛》)

七、林珮琴案

案1 某氏。左胁痛，卧必偏右，咳则气急，痰带血丝，症由五志怫抑，损伤营络。仿《内经》肝苦急，急食甘以缓之。潞参、茯苓、甜杏仁、白芍、杞子、枣仁、川贝母(俱炒)、桑皮(蜜炙)、金橘皮、炙草、红枣，煎服效。

案2 沈氏。气攻肋胁左右，上入乳际，痛引胸背，子夜特甚。思人身气血，于子丑时注肝胆(子时注胆，丑时注肝)。今肝阳上升，诸气皆逆，势必营卫失度，瘀浊不降，呕逆便艰，有自来矣，用微苦微辛以泄降。杏仁、当归须、青皮(醋炒)、延胡、郁金、枳壳(炒)、栝蒌、广木香(汁冲)，二服随定。

案3 堂弟。右胁久痛，牵引背膊，呼吸不利，咳则痛甚，坐必体伛，食入稍安，右脉浮弦。此操劳所伤，损动肺络，当春木旺，痛难遽止。夫诸气膹郁，皆属于肺。然痛久则入络，姑用苦辛宣通。老韭根、当归须、郁金、杏仁、川贝母、陈皮、佛手柑，二服痛减。按其胁仍觉痞硬，仿咸以软坚。用旋覆花、牡蛎粉、白芍、金橘皮、延胡索、当归、降香，二服，转用甘缓理虚，以参、苓、归、芍、陈、贝、甘草，痛缓。其亲戚一医以为肝肾阴虚，用熟地滋腻，竟成单胀矣。

案4 郭。去秋肋痛痰血，见症于肝，不足于肾，入春医用通摄奇经，未效。改用桂心、蒺藜等药平肝，不知肝为刚脏，药忌刚燥，痛宜益加矣。延至夏初，木火相乘，体羸食减，日晡寒热，咳嗽气促，口干舌腻，坐则胁背牵引刺痛，脉来弦数无神。症由情志不遂，肝胆寄居之相火，上侮肺金，以至痰红气急，日就羸怯，此以水涵木之法，急宜进商也。阿胶、麦冬、白芍、贝母各二钱，五味子五分，石斛、黑豆皮各三钱，丹皮钱半，二服寒热止，嗽痛减，食加餐矣。又令晨服燕窝汤，晚服生脉散，症有起色。(《类证治裁》卷之六)

第二节 近现代伤科医案

一、胸肋骨折

案 1 秦君,37 岁。

初诊(1958 年 2 月 3 日) 病起负重,胸膺两肋内络屏伤气阻,已经八月。初诊时胸闷作痛觉冷,面色萎黄,不能作深呼吸,投以复元活血汤后,再参补中益气调治。半年以来,胸闷作痛基本痊愈,面色较前好转,惟胸脘自觉有凉气。脉来较畅,此气机尚未调达也,再拟温中益气。

软柴胡 5 g,炙升麻 3 g,全瓜蒌 12 g(打),炒党参 3 g,广郁金 5 g,薤白头 6 g,炙黄芪 9 g,台乌药 5 g,高良姜 5 g,青皮、陈皮各 5 g,炙甘草 3 g,益母草 9 g。

二诊(1958 年 2 月 20 日) 胸膺内伤已久,调治以来,胸闷胀痛已经基本停止,惟体力未复耳。拟用丸剂,取丸者缓也之意。

归脾丸 120 g,越鞠丸 60 g,分 20 日吞服。(《石筱山、石幼山治伤经验及验方选》)

案 2 钟某。

初诊(1959 年 2 月 28 日) 坠梯抢伤,右腰后肋骨折断,膜络瘀阻,气机升降失和,呼吸转侧疼痛,兼有咳呛,腑行不畅,脉濡。受伤第 4 日,先拟化瘀顺气,和络息痛。

当归尾四钱,炙䗪虫三钱,炙乳香、炙没药各钱半,大丹参三钱,制香附三钱,小生地四钱,橘红、橘络各一钱,光杏仁四钱,白芥子一钱,单桃仁三钱(打),降香片八分,参三七粉八分(吞)。

外敷续骨化瘀。

二诊(1959 年 3 月 2 日) 右腰后肋骨折断,经敷、服后,瘀阻渐化,呼吸较畅,伤处拒按,断骨作声。略受感冒,形寒头胀。脉形濡数,舌苔薄白。拟前方参以宣解。

嫩前胡钱半,紫苏梗钱半,省头草二钱,浙贝母三钱,光杏仁四钱,橘红、橘络各一钱,当归尾四钱,泽兰叶三钱,延胡索二钱,白芥子一钱,炒竹茹二钱,单桃仁三钱(打)。

附注：X 线诊断，第 10 后肋骨折断。

三诊（1959 年 2 月 5 日）　右腰后肋骨折断，气较顺，瘀渐化，断骨作声已减，咳呛牵掣，夜寐不安。表邪已解。再予理气活血和络息痛，佐以宁神之品。

当归尾四钱，炙䗪虫三钱，炙乳香钱半，大丹参三钱，旋覆花三钱，橘叶、橘络各一钱，泽兰叶二钱，延胡索钱半，抱茯神四钱，炙远志钱半，降香片八分，单桃仁二钱。

四诊（1959 年 3 月 9 日）　右腰后肋骨折断，因气瘀之顺化，骨髓初步凝结，呼吸呛咳疼痛减瘥，转侧未利，夜寐不宁，再以活血理气，续骨宁神。

全当归三钱，厚杜仲四钱（盐水炒），川断肉四钱，炙䗪虫三钱，炙乳香钱半，延胡索二钱，生熟酸枣仁各二钱，炙远志钱半，夜交藤四钱，抱茯苓四钱，降香片八分，朱灯心三扎。

五诊（1959 年 3 月 12 日）　右腰后肋骨折断，经过 4 次治疗后，骨骼基本接续，咳转侧已不作声，膜络之间气血未和，尚有掣痛。消化不良，夜寐不宁。再拟和血调气，宁神悦胃。

全当归二钱，川断肉四钱，炙䗪虫钱半，制香附三钱，大丹参三钱，泽兰叶二钱，仙半夏钱半，北秫米四钱（包），抱茯神四钱，生熟酸枣仁各二钱，夜交藤四钱，朱灯心三扎。

六诊（1959 年 3 月 16 日）　腰肋骨折断，虽经接续未臻完固，转侧俯伛，尚有掣痛，心悸，寐不甚安，再于和血生新，理气宁神调治。

全当归三钱，炒杜仲四钱，川断肉四钱，大丹参三钱，上血竭一钱，延胡索钱半，酸枣仁三钱，五味子五分，白茯苓三钱，淮小麦四钱，炙甘草一钱，大红枣五只。

七诊（1959 年 3 月 19 日）　腰肋骨接续渐坚，疼痛已止，膜络之间气血渐和，转侧较利，夜寐亦安，起坐微觉头晕，伤后力弱，再调气血以培其元。

全当归二钱，大丹参三钱，制香附三钱，炒党参二钱，生白术二钱，炒杜仲四钱，川断肉三钱，淮小麦四钱，白茯苓三钱，酸枣仁三钱，五味子五分，炙甘草一钱。（《石筱山、石幼山医案合集》）

案 3　张某，43 岁。

初诊（1960 年 10 月 10 日）　努力积劳之伤，病在厥少经脉，气血升降循环由之不和。胸膺左腋掣痛,引及右背,头晕胸闷。脉来细迟而涩。气血阻滞络道,病经岁月,去除不易,宗东垣复元活血汤加减。

软柴胡钱半,川郁金三钱,台乌药钱半,全当归二钱,原红花一钱,炙甲片钱半,天花粉四钱,制香附三钱,制半夏二钱,丝瓜络二钱,降香片一钱,单桃仁钱半。

二诊(1960 年 10 月 17 日) 努力内伤已久,经隧络道气钝血滞,胸闷两胁掣痛,左侧尤甚,神疲乏力,脉象细涩。服复元活血汤之后,掣痛有外达之象,惟体力不充,再宗前方增删。

软柴胡一钱,炒党参二钱,川郁金三钱,大丹参四钱,制香附三钱,益母草三钱,橘叶、橘络各钱半,川楝子三钱,旋覆花二钱(包),天花粉四钱,降香片八分,路路通二钱。

三诊(1960 年 10 月 28 日) 经隧络道内伤已久,气钝血滞,宗东垣复元活血汤加减后,两胁掣痛较减。脉涩略畅。胸宇仍觉疼楚,牵引左肩,气血渐有通和之象,再拟理气温化和络。

大丹参三钱,炒党参钱半,软柴胡一钱,川郁金三钱,台乌药一钱,片姜黄钱半,旋覆梗二钱(包),益母草三钱,制半夏钱半,天花粉四钱,鹿角霜三钱,降香片八分。

四诊(1960 年 11 月 7 日) 经络内伤过久,气钝血滞。服复元活血汤加减后,两胁掣痛已微,胸宇未畅,牵引左肩不舒,脉仍有濡涩之象,苔薄腻。再拟宽胸理气和营为法。

大丹参三钱,益母草二钱,川郁金二钱,制香附二钱,台乌药一钱,苏噜子二钱,片姜黄钱半,藏红花五分,旋覆梗二钱(包),全瓜蒌四钱(切),缩砂仁八分(后入)。

五诊(1960 年 11 月 14 日) 努力致伤年余,初则气结在经,久则血滞于络,升降循环失其正常。经治以来,因胁掣痛已止,胸膺仍有闷痛,牵引两臂酸楚,夜寐不宁,身体畏寒。脉迟缓而涩,内伤已久,入冬气阳不易外达,血行之路不畅,再拟调肝和营理气,佐以扶阳之品。

桂枝八分,炒白芍三钱,大丹参三钱,广郁金二钱,台乌药一钱,全瓜蒌四钱,薤白头钱半,益母草三钱,藏红花五分,橘叶、橘络各一钱,鹿角霜三钱。

六诊(1960 年 11 月 22 日) 胸胁经脉久伤,气钝血滞,肝胆之气失其调达,经治以来,两胁掣痛、肩臂酸楚俱已轻减,胸宇之间寐则安,醒则痹,畏寒较瘥。脉迟缓少神,再拟调肝和营,理气通阳。

全当归二钱,川广郁金二钱,台乌药钱半,全瓜蒌四钱(切),薤白头二钱,制半夏二钱,大丹参三钱,橘白、橘络各一钱,淮小麦四钱,川桂枝一钱,合欢花三钱,鹿角霜四钱。

七诊(1960年12月1日) 胸胁内伤过久,气血升降失调,经隧络道不和,经治以来,胁痛已减,未能耐劳,寤后尚觉胸宇痹阻,酸及两臂,脉来不畅,气血经脉之伤,再拟补中益气、温经和络治之。

软柴胡一钱,炙升麻五分,炒党参钱半,炙绵芪一钱,全当归二钱,生白术钱半,台乌药钱半,大丹参三钱,片姜黄一钱,合欢皮四钱,鹿角霜三钱,炙甘草一钱。

八诊(1960年12月25日) 经脉络道久伤,经治以来,胁掣痛已微,气机尚未舒畅,两肩臂酸软,气钝血滞,循环不和。再拟治气血,通经络为治。

当归须三钱,川郁金三钱,台乌药一钱,左金丸一钱(吞),旋覆花二钱(包),橘叶、橘络各半钱,小茴香一钱,大丹参三钱,炒青皮一钱,合欢皮三钱,夜交藤四钱,嫩桑枝四钱。

九诊(1961年1月9日) 胸胁肩臂经脉筋络陈伤,调治虽经2个月,经络营卫周流尚未通畅,不能耐劳,肩臂不利,惟胸胁掣痛已见大减,脉濡软而涩。气为血帅,血随气行,再拟调气和营而利经络为治。

当归须三钱,川郁金三钱,台乌药钱半,左金丸一钱(吞),川楝子三钱,青皮、陈皮各钱半,大丹参三钱,片姜黄钱半,桑寄生四钱,合欢皮四钱,鸡血藤四钱,丝瓜络二钱。(《石筱山、石幼山治伤经验及验方选》)

案4 某,男,41岁,南平大洲贮木场工人。

初诊(1969年4月15日) 4日前患者右侧胁部被木头撞伤,当时局部剧痛难忍,呼吸困难,不能转侧,经当地医院处理后,今转本院。检查:神清,急性病容,呼吸急促,不能平卧,舌暗紫,边有瘀斑,脉洪数。右腋下第5、第6肋骨处明显肿胀、压痛,触之有骨擦感。听诊右肺呼吸音减弱。X线片:右胸第5、第6肋骨骨折,骨折端轻度移位。诊断:右胸第5、第6肋骨骨折。

治疗:当日即按肋骨骨折整复手法给予整复,并以一宽胶布施行固定,患者当即胸痛减轻,呼吸平顺,能平卧。用行血利气汤内服,局部外敷消肿散,肿痛逐日减轻。1周后,患者能在床上活动,改用跌打补骨丸内服,外敷接骨散。2周后局部肿痛消失,仅有轻度压痛,能由他人扶持下地行走,改敷活络膏。5周后(5月20日)拍片复查:骨折处已有连续性骨痂,对线对位良好。患者局部无肿痛,拆除胶布,予出院。

【按】单纯肋骨骨折,因有肋间肌的保护和其余肋骨的支持,所以多无明显移位,一般无需手法整复。多根有明显移位的肋骨骨折,则需手法整复。林如高整复肋骨骨折有立位、坐位和卧位整复法。① 立位整复法:令患者站立靠墙,医者与患者相对,并用双足踏在患者双足上,双手通过患者腋下,相交叉抱于背后,然后双手打起肩部,使患者挺胸,骨折断端自然整复。② 坐位整复法:嘱患者正坐,助手在患者背后,将一膝顶在患者背部,双手握其肩,缓缓用力向后方拉开,使者挺胸。医者一手按扶健侧,一手按定患侧,用推挤按压手法将高凸部分复平。若骨折在背后,则患者双手交叉抱在头后,助手扶住患者双肘向后按压,令患者挺胸,医者立在患者背后,用推挤按压手法将断骨复正。③ 卧位整复法:用于胸前肋骨骨折,且患者身体衰弱时。患者仰卧,背部垫高,双手举高抱头。医者站在外侧,一手拇食指捏住肋骨骨折处,另一手推挤,矫正侧移位。然后医者双手掌心在两侧胸相对推挤复位。(《林如高》)

案5 任某。

1961年4月23日。

右胁肋被铁棍撞伤,已经半年,虽然继续治疗,终觉疼痛不止,转侧咳呛不利。望诊所得,右肋略觉低陷。摸诊有压痛。脉形濡涩。骨骼经络内伤,败血归于肝,凝留不化,遂致气滞瘀阻,立法以复元活血汤加减。

软柴胡钱半,小青皮三钱,全当归钱半,炙地鳖钱半,炙乳没各钱半,炙甲片一钱,天花粉四钱,制半夏四钱,延胡索末钱半(吞),干蒲黄四钱(包),降香片一钱,单桃仁三钱。(《石筱山、石幼山医案合集》)

案6 金某。

初诊(1961年8月20日) 去秋以来,努力伤气,损及阳络,咯血略带咳呛,续发迄今,已有多次,左胁隐隐不舒。经过验痰且X线摄片,俱无迹象可见。右脉浮涩,左脉微弦。癸事不正。按病论治,先治阳络之损,再调厥阴之脉。

全当归二钱，川郁金三钱，大丹参三钱，炒蒲黄四钱，干藕节四钱，小蓟炭三钱，仙鹤草四钱，桃杏仁各三钱，福橘络一钱，降香片八分，炒枇杷叶四钱包。

二诊（1961年8月25日）　胁肋内伤已久，肝胆之气失调，以致肺金受侮，时有咳血，两胁隐隐作痛，左胁为甚。近冬癸事少至，右脉浮涩，左脉细弦。阳络内伤则而外溢，厥阴肝失调达，以致经期失常。再拟清金调肝，和络理气，标本兼救。

当归丸五粒，川郁金三钱，大麦冬三钱，炒蒲黄三钱（包），藕节炭四钱，益母草四钱，仙鹤草四钱，桑寄生四钱，冬青子三钱，逍遥散四钱（包），炒竹茹钱半。

三诊（1961年9月1日）　胁肋内伤已久，肝失调达，肺金受侮，治后咯血已稀，胁肋之间尚有隐痛，舌苔薄腻，左脉弦细，右脉浮涩。再拟清金调肝和络。

当归丸八粒，炒白芍二钱，大丹参三钱，青蛤壳八钱，益母草四钱，仙鹤草四钱，干藕节四钱，野百合三钱，白茯苓三钱，桑寄生四钱，炒竹二青钱半，逍遥散四钱（包）。

四诊（1961年9月10日）　胸胁内结损伤，为时已久。气血不和，隐隐掣痛，左胁较甚，间有咯血。冲任失调，经来小正。粉剂为治，注意起居，徐图疗效。

阿胶珠五钱（炒），川贝母三钱，川郁金三钱，白及片五钱，炒蒲黄五钱，降香片三钱。

上药共研极细末，每日用温开水调服一钱，可分二次服下。

五诊（1961年11月26日）　胸胁内络久伤，阵阵作痛常有咯血。调治以后，胁痛已微，咯血亦止，惟癸事少至，头晕腰髓酸软，肝肾之气不充，涉及奇经失调，时入深冬，爰拟调肝和络，温肾益气之品，综合为丸，以固其本。

全当归一两，赤芍、白芍各一两，川郁金八钱，制香附一两五钱，川贝母八钱，炒蒲黄四两，益母草一两，藏红花五钱，制狗脊四钱，菟丝子一两，紫石英二两，煅怀山药一两，山茱萸一两，白茯苓一两五钱，大生地一两五钱，降香片五钱。

上药共研极细末，加陈阿胶四两、鹿角胶四两（均用陈酒炖烊），和末为丸,如绿豆大,每日早晚吞服 2 次,每次用开水送服二钱。如遇感冒停滞等,暂缓再服。

【按】咯吐出血是胸胁内伤时或见到的症状。治疗方法绝不能单纯止血,损伤早期多用活血止血的方法,即以活血药炒炭。使瘀血得去,则血行循经,自能止血。认为参三七能破瘀而不伤新,止血而不留瘀,也甚合用。若咯血量多为血热错经,拟鲜金斛汤清热凉血,育阴止血。案 6 属损伤日久,咯血之外主症尚有胁痛,脉浮涩及微弦,断为阳络受损未复,肝木反侮肺金,治以行血止血、调肝清金,并稍入降气之品以调和气血,用药平和,颇见效验。细细究之,甚合《先醒斋医学广笔记》所指出的治血三要诀,即"宜行血不宜止血,宜补肝不宜伐肝,宜降气不宜降火"。可见损伤后诸症的治疗也绝不能单纯随症设治,只有遵循总的治病规律,并结合伤科特点,才能得到预期的结果。该案兼见冲任失调、癸事不正,从整体而治,亦予顾及。四诊用粉剂,五诊的处方作丸剂,缓以图之,其用药方法可供借鉴。(《石筱山、石幼山医案合集》)

案 7 杨君。

初诊(1974 年 3 月 18 日) 胸骨及右肋损伤年余,气滞血瘀,肝胃不调,经常作痛,俯仰动作不利,神疲形瘦,胸闷脘腹胀满,脉弦苔腻。方拟调气活血,疏肝和胃。

全当归 6 g,广郁金 9 g,制香附 9 g,柴胡 5 g,延胡索 5 g,京三棱 9 g,蓬莪术 9 g,厚朴花 3 g,制半夏 9 g,青皮、陈皮各 5 g,台乌药 5 g,川楝子 9 g,广木香 3 g,老苏梗 6 g,炒建曲 9 g。

外敷三色敷药。

二诊 气机未和,肝胃不调,疼痛较甚,胸膜腹部闷胀不舒,纳食更甚,神疲乏力。再拟疏肝理气,宽胸和胃。

柴胡 5 g,延胡索 5 g,广郁金 9 g,全当归 6 g,制香附 9 g,厚朴花 3 g,台乌药 5 g,青皮、陈皮各 5 g,全瓜蒌 12 g,薤白头 6 g,苏噜子 9 g,广木香 3 g,大腹皮 9 g,川楝子 9 g,路路通 6 g。

三诊 胸膜右肋气机较和,疼痛已减,胀满略瘦,不能耐劳,神疲汗多。拟以益气活血,疏府和胃。

全当归 6 g,广郁金 9 g,制香附 9 g,炒党参 9 g,白术、白芍各 6 g,青皮、陈皮各 5 g,全瓜蒌 12 g,延胡索 5 g,薤白头 5 g,川楝子 9 g,淮小麦 12 g,降香片 2 g,路路通 5 g。

四诊 内络气机渐和,疼痛已除,胸膜略感胀满,汗出亦瘥,神疲少力,病久体力未复。再拟和血益气,调肝理胃。

全当归 9 g,炒党参 9 g,炙黄芪 9 g,白术、白芍各 6 g,广郁金 9 g,制香附 9 g,川续断 12 g,刘寄奴 9 g,延胡索 5 g,炒陈皮 5 g,路路通 6 g,炒建曲 9 g,白豆蔻 3 g(后下)。

五诊 内络气机已和,闷胀作痛亦瘥,故用丸剂调治以巩固之。

和营理气丸、补中益气丸各 60 g,分半个月服。

原注:治疗 5 次约 1 个月,基本恢复。

【按】案 1、案 7 均为绵延半年以上的宿伤,正气已虚,而瘀留深着不去,故其用药特点为既用峻利破散的三棱、莪术、甲片(案 1 曾用复元活血汤)、大腹皮,又参以增益气血的党参、黄芪、当归、白芍等,并稍佐温通的高良姜、薤白头等。由此可见,宿伤的治疗与新伤显然有所不同。还有两例在治疗步骤上尚有一些差别,案 1 是已经治疗,瘀虽去而气运未复,因治从益气行气;案 7 则是宿瘀留着,先投理气养血,破瘀散职,症情缓和后才用益气和血之品。

(《石筱山、石幼山治伤经验及验方选》)

案 8 陆某,男,27 岁,工人,左肋损裂。

初诊(1974 年 10 月 8 日) 昨日从 3 m 高处坠跌左胸胁肋骨损裂,瘀阻气滞,压痛明显,局部略行肿胀隆起,咳呛牵制,转侧不利,苔薄脉弦滑。治拟化瘀理气止痛。

柴胡、延胡索各二钱,当归三钱,炙䗪虫二钱,川郁金三钱,制香附三钱,赤芍三钱,泽兰叶三钱,青皮、陈皮各钱半,炙没药一钱,上血竭一钱,降香片一钱,单桃仁三钱,参三七粉五分(吞)。

4 剂。

外敷三色、三黄膏,软固定。

二诊(1974 年 10 月 12 日) 左胸胁肋骨受损,瘀阻较化,疼痛较减,局部尚形高突,胸闷咳呛牵引后背作痛。此血伤气滞也。再拟活血调气续骨止痛。

软柴胡钱半,全当归三钱,炙䗪虫二钱,川郁金三钱,制香附三钱,旋覆花二钱(包),白芥子钱半,制半夏二钱,青皮、陈皮各钱半,延胡索二钱,上血竭一钱,骨碎补三钱,降香屑八分,单桃仁三钱。

6 剂。

外敷三色、三黄膏,软固定。

三诊(1974 年 10 月 16 日) 左肋瘀阻已化,疼痛逐减,胸闷牵制亦瘥。

原方去䗪虫、郁金、柴胡,加川续断四钱、泽兰叶三钱。

6 剂。

外敷三色、三黄膏,软固定。

四诊(1974 年 10 月 29 日) 左胁肋损裂二旬,伤处疼痛已觉轻减,动作尚有牵掣不舒,腰脊略感酸楚。气血犹未调和。再拟活血益气,壮骨和络。

全当归二钱,炒党参三钱,白术、白芍各二钱,制香附三钱,川断四钱,桑寄生四钱,泽兰叶三钱,延胡索二钱,青皮、陈皮各钱半,白茯苓三钱,骨碎补三钱,上血竭一钱,降香屑八分。

6 剂。

【按】本例系高处下坠气血两伤,气滞血瘀,肋骨虽未折断而骨膜损裂,故肿痛明显,骨膜高突隆起,以当归、䗪虫、赤芍、泽兰、桃仁活血化瘀,香附、延胡索、青皮、陈皮、降香、郁金宽胸理气,没药、血竭、三七和络止痛。败瘀归肝,故佐以柴胡疏肝调气。调治匝月,基本恢复正常。(《石筱山、石幼山治伤经验及验方选》)

案 9 沈某,女,40 岁,医务工作者。因咳呛而致肋骨骨折。

初诊(1975 年 3 月 26 日) 体质素弱,肺肾两虚,咳呛日久,逐步引起左胸肋作痛已月余。目前剧咳后疼痛更甚,局部略形高突,有骨擦音,痰黏气促,呼吸牵制,不能转侧,有肋骨骨折之象,脉细弦苔腻。方拟活血、顺气、肃肺、化痰、续骨止痛。

全当归二钱,郁金三钱,制香附三钱,大丹参三钱,前延胡索三钱,青皮、陈皮各钱半,苏子霜三钱(包),煅自然铜四钱,上血竭一钱,参三七粉五分(吞)。

5 剂。

外敷三色、三黄膏,软固定扎。

二诊 左上胸第 3 肋骨骨折已经医院摄片证实。气血未和,疼痛略减,呼吸咳呛牵制，不能俯仰转侧，痰黏不爽。再拟活血顺气、肃肺化痰、续骨和络。

全当归二钱，川郁金三钱，制香附三钱，前胡、延胡索各二钱，旋覆花二钱（包），海浮石六钱，光杏仁三钱，橘络、橘红各一钱，骨碎补三钱，上血竭一钱，降香片八分，参三七粉五分（吞）。

5剂。

外敷三色、三黄膏，软固定扎。

三诊　左胸肋骨骨折，气血未和，疼痛渐减，骨擦音已除，咳呛转侧较利，骨骼略形高突。再拟活血理气肃肺、续骨和络。

全当归二钱，制香附三钱，前胡、延胡索各二钱，旋覆花二钱（包），海浮石六钱，制半夏二钱，炒陈皮钱半，白术、白芍各二钱，续断四钱，骨碎补三钱，降香片八分，上血竭一钱。

14剂。

外敷三色、三黄膏，加接骨丹。

四诊　骨折基本接续，疼痛亦微，咳呛已瘥，神疲少力，不能耐劳。再拟益气活血、壮骨和络。

炒党参三钱，炙黄芪三钱，全当归二钱，白术、白芍各三钱，制香附三钱，川续断四钱，旋覆花二钱（包），制半夏钱半，青皮、陈皮各钱半，延胡索三钱，骨碎补三钱，上血竭一钱，降香片八分，炒竹茹二钱。

10剂。

五诊　左胸肋骨骨折接续，疼痛已除，咳呛虽减未止，咽干痰黏，头晕乏力，伤痛已经消失，唯体弱肺肾素虚，久咳肺阴更损。再拟益气血、润肺阴、补肝肾以巩固之。

炒党参三钱，炙黄芪三钱，全当归二钱，白术、白芍各二钱，甘杞菊各二钱，天冬、麦冬各二钱，北沙参三钱，光杏仁三钱，野百合三钱，炙远志钱半，天花粉四钱，炒竹茹二钱，制黄精四钱。

10剂。

【按】一般肋骨骨折都因受外来暴力造成，局部瘀凝气阻肿痛明显，治疗以化瘀调气续骨为主。本例则由于久咳受震导致骨折，局部虽亦有高突疼痛，但并无瘀滞肿胀，故内服仅用少量活血和络续骨，而以肃肺顺气、化痰止咳为主。后期因体质素弱,肺肾两虚伤及气阴,故以益气血、润肺养阴、补肝肾之剂调治,卒获全功。2个月后随访,据述治疗结束后不久,体力恢复,咳呛亦除,已参加正常工作。(《石筱山、石幼山治伤经验及验方选》)

案 10 陈某,女,36 岁。

初诊(1981 年 9 月 23 日) 4 日前不慎滑跌,右胸肋撞于凳边,当即疼痛难忍,某院摄片示:右胸肋骨骨折。予对症处理。21 日晚上开始发热,肋痛加剧。入院后,诊为右侧第 9、第 11 肋骨骨折。症见肋痛、咳喘、大便干燥、身热畏寒。治拟疏肝理气,活血止痛,宣肺豁痰。

柴胡 4.5 g、炒枳壳 4.5 g、青皮 4.5 g、陈皮 4.5 g、制香附 4.5 g、延胡索 4.5 g、赤芍 4.5 g、川芎 4.5 g、郁金 8 g、当归尾 9 g、牡丹皮 9 g、杏仁 9 g、全瓜蒌 9 g。

9 剂。

外敷祛伤膏,多头带固定。

前症悉减,再拟和营续骨。

二诊 当归 9 g、落得打 9 g、地鳖虫 9 g、骨碎朴 9 g、赤芍 4.5 g、川芎 4.5 g、延胡索 4.5 g、青皮 4.5 g、陈皮 4.5 g、桔梗 4.5 g、煅自然铜 12 g。

外治同上。

服 5 剂后,复因脘痛,佐以和胃之品,续服 5 剂,肿胀消失,按之无骨擦音,仅轻度压痛,系骨折已愈合而未坚,出院后,原方略作加减续服数剂,以资巩固。

【按】 肋骨骨折的辨证论治,责在肝肺,关键在肺。骨折后经脉势必同时受伤,瘀血凝结,以致肺气不宣,痰停不化,故每多呈现胸闷、咳嗽、咯血等内伤之症。再肝主血,败血凝,从其所属,必归于肝,胁肋及肝经之道路,故治疗肋骨骨折,除根据一般原则外,又需顾及肺、肝。肋骨骨折,断端较易愈合,因每多并发内伤,瘀血内积,故后期使用养血滋肾药物宜慎重考虑,以防其余瘀未净。骤于滋补,而使余瘀内积,可导致胸闷痛。断端愈合后,气血未和,伤处隐隐作痛,胸口微闷,宜顺肺和营,减款冬花、旋覆花,加川续断 9 g、白蒺藜 4.5 g。

现代医学认为,肋骨骨折常常伴有肺脏不同程度的损伤和呼吸系统代谢方面的紊乱。例如肺泡破裂,间质和肺泡内出血,分泌物和组织碎片堵塞小支气管后引起肺不张,受伤的肺段和肺泡内通气、血液灌注比例改变,血氧含量降低等。在治疗方面,促进局部血液循环,驱除痰液和组织碎片的堵塞,改善肺泡的气体交换和血液灌注比例,减少并发症,有利于损伤早日恢复。(《跟名医做临床骨伤科难病·施维智医案》)

二、内伤胁痛

案1 林某。

初诊(1958年1月9日) 坠梯跌伤,损及腰骨尾闾胁肋等处,气脉震动,转侧疼痛。胸闷头晕,肢软纳呆,脉象濡细。尾闾属督脉之根,一时恐难即痊,拟以疏和调气为治。

当归尾三钱,炙䗪虫三钱,炙乳香、炙没药各一钱,大丹参三钱,制香附三钱,桑寄生四钱,泽兰叶二钱,延胡索钱半,川郁金二钱,抱茯苓四钱,单桃仁二钱,白蒺藜三钱,丝瓜络二钱。(《石筱山、石幼山医案合集》)

案2 蔡某,69岁。

初诊(1958年1月9日) 病因怒恼而起,两胁肋凫骨内络作胀,掣痛拒按,已经两旬,曾用封闭治疗,未见显效。经外敷内服之后,掣痛减而未尽。近日兼有咳呛气逆,厥气横逆,痰湿互阻,升降失调。姑拟柔肝顺气,肃肺和络为治。

软柴胡一钱,炙紫菀钱半,橘络、橘叶各一钱,嫩白薇二钱,青蛤壳一两,川楝子二钱,川郁金三钱,旋覆花二钱(包),莱菔子三钱(炒),白芥子一钱,带子丝瓜络二钱,炒竹茹二钱。

二诊(1958年1月13日) 怒恼伤肝而起,肝脉络道失和,两胁肋作痛已减,左侧较甚,略有咳呛气逆,肺肝升降不调,苔薄黄腻质干,脉右濡左弦。再拟调肝理气,清润肃肺和络为治。

水炙柴胡一钱,杭白芍二钱,炒白蒺藜两钱,莱菔子三钱,大麦冬四钱,青蛤壳一两,旋覆花三钱(包),橘叶、橘络各钱半,川楝子三钱,延胡索钱半,炒竹茹二钱,带子丝瓜络二钱。

三诊(1958年1月16日) 病在胁肋,怒恼引起,肝脉络道气血不和。痛减而咳呛,略觉气逆。高年体弱,气机升降未调,经常茹蔬,恢复较缓。

软柴胡一钱,旋覆花三钱(包),橘叶、橘络各钱半,广郁金钱半,仙半夏钱半,冬瓜子四钱,炙紫菀钱半,海浮石八钱,抱木茯神四钱,炙苏子二钱,淡竹茹二钱,越鞠丸三钱(包)。(《石筱山、石幼山治伤经验及验方选》)

案3 戴某,61岁。

初诊(1958年1月13日) 榆伤左胁肋边沿软骨,膜络瘀阻气滞,阵痛拒按较瘥。复受轻度外感,咳呛痰咯不爽。略有身热,脉弦而带滑数。治拟宣肺豁痰,化瘀理气兼顾法。

嫩前胡二钱,炒荆芥二钱,紫苏梗二钱,白芥子一钱,炙紫菀二钱,光杏仁四钱,橘红、橘络各一钱,大丹参三钱,泽兰叶三钱,延胡索二钱,炒建曲四钱,炒竹茹二钱。(《石筱山、石幼山医案合集》)

案4 邵某,30岁。

初诊(1958年1月29日) 努力踢球而起,右胁肋膜屏伤挫气,已经月余。当时胸间气促作痛,经过手术开刀治疗,胸闷气促虽止,而胁肋之间,膜络仍然作痛拒按,并无肿胀,经敷服调治之后,作痛已经轻减,此气机不利,所谓气伤痛者是也。拟用和营理气汤加减。

软柴胡钱半,全当归三钱,旋覆花二钱(包),炒党参三钱,制香附三钱,川楝子一钱,细青皮钱半,炙乳香一钱,云茯苓四钱,制半夏二钱,降香片六分,路路通钱半。

二诊(1958年2月5日) 胁肋之间酸痛拒按,已经轻减,深呼吸略觉牵掣,膜络气血尚未调和,前方尚称合度,再守原法出入。

盐水炒柴胡钱半,潞党参二钱,全当归三钱,旋覆花二钱(包),制香附三钱,青橘叶钱半,炙升麻一钱,炙乳香钱半,云茯苓四钱,川楝子二钱,丝瓜络钱半,降香片六分。

三诊(1958年2月13日) 右胁肋膜屏伤挫气后,已近痊可,气血尚未和顺,引起臀部腿膝宿恙,自觉酸楚不已,再拟温经理气和络为治。

大黄芪三钱,潞党参三钱,怀牛膝四钱,川桂枝一钱,炙升麻一钱,川续断四钱,焦白术二钱,制香附三钱,云茯苓四钱,桑寄生四钱,丝瓜络钱半,降香片六分。

四诊(1958年2月13日) 右胁肋膜屏伤挫气后,气血未能周荣无碍,用力尚觉胁肋腰臀等处酸楚。再须理气活血休养治疗,前法进退。

大有芪三钱,全当归三钱,怀牛膝四钱,川桂枝一钱,炙升麻一钱,川断肉四钱,焦白术二钱,炙乳香一钱,桑寄生四钱,制香附三钱,夜交藤四钱,降香片六分。

五诊(1958年2月22日)　气血周流未和,试行用力屏气,仍觉掣痛。腰臀腿膝酸楚较瘥,暂时不宜运动。

当归须三钱,旋覆花二钱(包),泽兰叶二钱,制香附三钱,青橘叶钱半,延胡索二钱,炙乳香一钱,小青皮钱半,白芥子钱半,桑寄生四钱,川楝子二钱,降香片六分。

六诊(1958年3月3日)　气血渐和,尚未通畅,呼吸俯仰右胁肋膜掣痛已止,腿膝尚有酸楚,再拟理气和络,舒筋活血为治。

当归须三钱,旋覆花二钱(包),怀牛膝四钱,制香附三钱,川楝子二钱,川续断三钱,青皮、陈皮各二钱,延胡索二钱,左秦艽钱半,降香片六分,路路通钱半。

【按】胸指缺盆下,腹之上,有骨之处,腋下至肋骨尽处统名为胁。胸、胁相近,互相关联,每多并称胸胁。胸中乃宗气积聚之处,也是气机升降的枢纽。胸中又是心肺所在,心主血脉,肺在血液的化生和循行中也有重要作用,所以胸中与血的关系也极为密切。胁为肝胆之分野,肝属胁下,主疏泄,调畅气机,主藏血,人卧血归于肝,是气血的正常生理中的另一个重要环节。胸胁内伤,轻则伤及气血,影响脏腑司行正常的功能,重则脏腑受损,乃成重危之症。林案与蔡案伤情较轻但极常见,林案是偏重于伤气,负重劳作迸伤,胸膺内络气机失宣,气滞不通,不通则痛,特点是但觉其痛而难明其具体部位所在,并外无肿胀压痛,治疗以理气通络为主。气滞则血亦凝,参入化瘀活血亦属必要。胸膺气滞必然影响肺气失于宣肃,于是咳呛有痰,常须合用肃肺化痰之品。蔡案则以伤血积瘀为主,疼痛拒按。然而伤之于内,"外形并不显著"(内外伤并见,外有局限肿胀的亦不少见),治疗以化瘀为先。瘀凝气机亦滞,自须参入理气和络之品。其中白芥子一味即为疏通膜络之痰。瘀阻气滞每易聚积痰浊,朱震亨说:"痰在胁下及皮里膜外,非白芥子莫能达。"又"开导虽速,而不甚耗气"(《本草正》)。为此治疗胸胁损伤广泛应用白芥子而取效。两案各选用旋覆花、郁金,旋覆花能降气化痰,郁金可行气活血,疏肝解郁,用于胸胁内伤,颇含病机。戴案、邵案亦予选用,戴案的病机断为恶血留内,积于胁下,气不畅行,故其用药更重行瘀,活血药占处方用药的大半。药合机宜,疗效颇著。邵案是损伤重症,其施行手术原因案中未述。患者或是闭合性气胸,该类病症虽经手术治疗,症状未能消除而就治于中医伤科者也不在少数,中药治疗仍有相当的价值,故录之以供参考。(《石筱山、石幼山医案合集》)

案5 秦君,37岁。

初诊(1958年2月3日) 病起负重,胸膺两肋内络屏伤气阻,已经8个月。初诊时胸闷作痛觉冷,面色萎黄,不能作深呼吸,投以复元活血汤之后,再参补中益气调治。半年以来,胸闷作痛基本痊愈,面色较前好转,惟胸脘自觉有凉气,脉来较畅,此气机尚未调达也,再拟温中益气。

软柴胡钱半,炙升麻一钱,全瓜蒌四钱(切),炒党参三钱,广郁金钱半,薤白头二钱,炙黄芪三钱,台乌药钱半,高良姜钱半,青皮、陈皮各钱半,炙甘草一钱,益母草三钱。

二诊(1958年2月10日) 胸闷作痛虽已向愈,而凉气尚未全除。近日略觉疲劳,复受化学气体吸入,以致咽喉会厌不爽,再拟调和升降而利水谷之道。

炙射干一钱,大麦冬四钱,全瓜蒌三钱(切),轻马勃一钱,广郁金钱半,薤白头一钱,北沙参四钱,冬瓜子四钱,云茯苓四钱,益母草三钱,淡竹茹二钱,生甘草一钱。

三诊(1958年2月20日) 胸膺内伤已久,调治以来,胸闷胀痛已经基本静止,惟体力未复耳。拟用丸剂,取丸者缓也之意。

归脾丸四两,越鞠丸二两。分20日吞服。(《石筱山、石幼山治伤经验及验方选》)

案6 张君,40岁。

初诊(1958年2月7日) 磕撞楞伤右胁肋软骨筋膜,已逾1周。疼痛拒按,咳呛转侧不利。肝主胁下,瘀血凝固,升降不和也。

当归尾四钱,炙地鳖钱半,旋覆花二钱(包),川郁金三钱,炙乳香、炙没药各钱半,泽兰叶三钱,老苏梗二钱,制香附三钱,延胡索二钱,降香片六分,桃杏仁各三钱。(《石筱山、石幼山医案合集》)

案7 景某,30岁。

初诊(1961年1月15日) 积劳陈伤已久,厥少经络气钝血滞。胸闷胁痛,天阴遇劳则发,去岁经治而瘥,气血久滞,难以求速。为拟运气活血而利厥少之络。

大丹参三钱,干蒲黄四钱(包),台乌药钱半,川郁金三钱,青皮、陈皮各钱半,全瓜蒌四钱(打),泽兰叶三钱,炙地鳖钱半,水炙柴胡一钱,白芥子半钱,降香片一钱,单桃仁钱半。(《石筱山、石幼山治伤经验及验方选》)

案8 陈君,33岁。

初诊(1961年2月18日) 自高堕坠,已经二旬。恶血留内,气不畅行。因胁肋作胀疼痛,左胁较甚。肝主胁下,恐致瘀积后患。拟疏运理气,苏子桃仁汤加减。

当归尾三钱,炙䗪虫钱半,旋覆花三钱(包),广郁金二钱,炙乳香钱半,泽兰叶二钱,紫苏子二钱,紫苏梗二钱,大丹参二钱,延胡索二钱,白芥子钱半,降香片六分,单桃仁二钱。

二诊(1961年2月23日) 左胁肋骨膜内络跌伤,气瘀凝阻。作痛渐减。呼吸转侧欠利。前方合度,再守原意出入。

当归尾三钱,炙乳香钱半,旋覆花三钱(包),炙地鳖钱半,大丹参二钱,泽兰叶二钱,广郁金二钱,制香附二钱,延胡索二钱,白芥子钱半,降香片六分,单桃仁二钱。(《石筱山、石幼山治伤经验及验方选》)

案9 刘君。

初诊(1961年2月18日) 陈伤寒湿,后发于背脊腰部,经治较瘥,迩来痰饮停用右胁膜络,隐隐掣痛不止。脉细弦带滑,今拟逍遥散加减。

软柴胡钱半,炒子芩钱半,炒牡丹皮二钱,焦栀子二钱,制半夏二钱,橘白、橘络各一钱,全瓜蒌四钱,生薏苡仁四钱,白芥子一钱,炒竹茹钱半,降香片七分,丝瓜络二钱。

二诊(1961年2月25日) 背脊陈伤已经轻减,腰椎骶部仍觉酸楚,胸胁不舒,痰湿痹留于膜络之间,转侧不利,脉形未畅。积劳感邪并病,再以理气宽胸化湿为治。

瓜蒌皮三钱,薤白头一钱,制半夏三钱,炒青皮钱半,八月札三钱,川楝子二钱,焦白术一钱,制狗脊四钱,桑寄生四钱,生薏苡仁四钱,白芥子一钱。(《石筱山、石幼山医案合集》)

案10 何某。

初诊（1961 年 7 月 12 日） 近日两胁仍觉作胀隐痛，右肩关节筋膜牵强较瘥。左脉细弦。厥阴、少阳肝胆之区络道失和，气血难以濡养关节。姑拟活血生新和络之品。

参三七粉一钱，云南白药一分五厘，二味装入胶囊内，分 3 日用开水吞服。

二诊（1961 年 7 月 16 日） 右肩关节举提不随，风湿客邪稽伏筋络，神疲纳呆。据述：肝区略有肿象，夫肝主筋膜，脾司四末，筋病应肝，脾弱肢怠，经意气虚邪凑，职是故也。苔薄腻，脉来弦细。拟祛留舍之邪，并调肝脾之气。药酒方：

制何首乌三钱，全当归二钱，大生地四钱，川独活钱半，海桐皮二钱，潞党参三钱，焦白术二钱，甘杞子二钱，川桂枝一钱，大川芎一钱，软柴胡一钱，粉牡丹皮二钱，金钱草三钱，宣木瓜二钱，左秦艽三钱，怀山药二钱，桑寄生三钱，白蜜四两（后加）。

用好高粱酒二斤浸透，每次饮服一茶匙。（《石筱山、石幼山医案合集》）

案 11 张君。

初诊（1961 年 10 月 30 日） 壮岁会经跌扑受伤，未治而止。近年以来，左胁肋天阴作疼，甚则牵引后背，时作时止。夫肝升于左，肺降于右，今倏忽作痛，厥少经络气滞，而血不畅行也。拟以小柴胡汤加减。

软柴胡钱半，炒党参二钱，小青皮二钱，全当归三钱，川郁金三钱，台乌药一钱，制香附三钱，川楝子三钱，天花粉四钱，姜半夏二钱，降香片八分，酒炒丝瓜络二钱。（《石筱山、石幼山医案合集》）

案 12 黄君。

初诊（1961 年 10 月 29 日） 深呼吸，努力屏伤气机，经隧络道失和，右胸隐隐掣痛，牵引后臂，已经匝月。近日服麒麟散后较瘥，初则气伤在经，继之瘀滞于络，内损无外形，方拟理气以和血，通达经脉之络。

水炒柴胡一钱，川郁金三钱，小青皮二钱，当归片二钱，川楝子三钱，延胡索一钱，制半夏钱半，橘皮、橘络各一钱，新红花六分，旋覆梗二钱（包），降香片八分，酒炒丝瓜络二钱。（《石筱山、石幼山医案合集》）

案 13 沈某。

初诊（1961 年 11 月 5 日） 据云：努力挫气而起，初则左胸作楠，逐渐延及右胁,而且背脊臂肘,阵阵掣痛。迄今五载。有时头脑胀疼,经来量少。两脉细软带涩,病在厥少经脉,气钝血滞,遂致脉络失和,升降失常,方拟调肝散结,利气和络。

软柴胡一钱,小青皮二钱,郁金三钱,全当归钱半,炒赤芍二钱,制半夏钱半,全瓜蒌四钱(切),川楝子三钱,白茯苓三钱,八月札二钱,制狗脊三钱,新红花一钱,鸡血藤四钱,桑寄生一两(熬汤代水)。(《石筱山、石幼山医案合集》)

案 14 何某,85 岁。

初诊(1962 年 2 月 18 日) 高龄,每于冬末春初,易致感冒,至今表邪解而未净,时有咳呛。3 日前旅途略受疲劳,骤然右季肋部掣痛拒按,咳呛,转侧艰难。右脉弦滑而浮大,左脉细涩而欠畅,夫足厥阴之脉贯胸膈布季肋,胸膈又属肺之郛郭,余邪劳倦之后,肝经络道失和,肺气失其清肃,痰气凝留于膜络之间。论治以肃肺化痰、疏肝和络,辅以推拿及外敷兼施。

嫩前胡二钱,炒白前钱半,白芥子一钱,浙贝母三钱,光杏仁三钱,橘叶、橘络各钱半,广郁金钱半,川楝子钱半,旋覆花二钱(包),延胡索二钱,瓜蒌皮三钱,炒竹茹钱半,降香片半钱,三七粉(分 2 次吞)一钱。

二诊(1962 年 2 月 20 日) 服药两剂,并予推拿及敷贴后,咳呛已稀,右季肋部转侧压痛俱见轻减,惟寐稍不宁。两脉虽见弦滑,左右尚属相符。高年防其邪去正衰,仍守原法人参苏饮加减。

潞党参三钱,紫苏梗钱半,川郁金三钱,川贝母三钱,仙半夏三钱,福橘络钱半,川楝子钱半,延胡索二钱,光杏仁三钱,白芥子半钱,旋覆花三钱(包),抱木茯神四钱,降香片半钱,三七粉半钱(分 2 次吞服)。

注:因两腿陈伤酸痛晚剧,从 2 月 21 日起,原方加嫩桑枝三两煎汤代水。

三诊(1962 年 2 月 23 日) 昨晚睡眠较安,晨起后,大便通畅。早餐又较增益,右肋压痛续减。苔腻已化,脉亦静和。再拟养液扶正,化痰运气。

潞党参三钱,紫苏梗钱半,仙半夏三钱,福橘络钱半,旋覆花两钱(包),川贝母二钱,川楝子钱半,延胡索二钱,抱木茯神四钱,白芥子二钱,制香附二钱,三七粉半钱(分 2 次吞),霍山石斛钱半(另煎代茶)。

【按】胁痛因以疼痛为主症,往往就治于伤科。就其病因来说,除有明显损伤的之外,多数似有损伤,又无明确的损伤。以上诸案中案 7 的损伤病因稍为明显，是"积劳"。案2是怒恼而起，恼怒气郁，进而血滞，可成胁痛。而恼怒若有争执而起，则如薛己说的，胸胁腹痛由"跳跃、捶胸、闪挫、举重劳役恚怒"而起，往往很难绝对地说是单一的原因，恚怒时既可有捶胸、闪挫，也可能有跳跃。案14起因于旅途劳顿，耄耋之年旅途上下车辆难免有失闪挫。也许正因如此，这些病案才就治于伤科。与损伤有关的胁痛以气滞血瘀为主。而这些病案若仅以理气活血而治则必入歧途，诸案中惟案7以"运气活血而利厥少之络"为主，余则或疏肝和胃，或化痰通络，或顺气肃肺，各有所不同。要点是辨别病证的症结所在，如案3兼外邪未清，疏肝和络之外更重肃肺化痰。

胁痛多责之肝，治疗亦多予疏肝柔肝。但是，有时很可能有关乎肺，如案2并无明显的外感，这是因为肝气失于条达，郁滞上侮肺金，以致肺气难以宣肃，所以案2的治则是清泄肝气，肃降肺气，肺肝并治。另一方面又需与现代医学的诊断相结合，勿以肺部感染的胁痛作为一般的胁痛处理，虽则辨证施治仍能合度，但尚应虑其增变。此外，案14是否胸椎改变（骨质疏松基础上的楔形变）而致的胁痛也当予考虑。换言之，此案也可为这类病证提供用药的参考。

案2、案3、案14三案皆高龄，遣方用药较为平和，并适时增入扶正益气养血之品。案14提到的推拿为另有专职的推拿医师所施治，乃以柔和的手法疏理筋络。（《石筱山、石幼山治伤经验及验方选》）

案15 王某，45岁。

初诊（1994年6月20日） 主诉：用力肩部抬物后右背部疼痛，伴右胸肋疼痛2日。

病史：患者2日前因用力肩部抬物后出现右背部疼痛伴右胸肋疼痛，遂去外院就诊。检查示右背部压痛，右肩活动可，颈椎活动无限制，X线摄片无异常，拟诊右背部肌筋膜炎。予以芬必得等药物治疗，症状略缓解，但仍感疼痛，用力后症状加重。

检查：右侧T₇旁2.5 cm处压痛，腰椎旋转动作时疼痛明显。苔薄，脉细弦。

诊断：肋椎关节错缝。

治法：一次手法操作后当即背痛好转。嘱回家外用腰脊胸腔洗方

10剂。

1个月后复诊,述手法治疗及用药后2周症状基本消失。

【按】手法第一步行局部软组织的按摩,这是基于李国衡对"骨错缝""筋出槽"两者之间密切关系的认识。李国衡指出,筋的损伤可使骨缝处于交锁错位,反过来骨缝错位又可使筋损伤。所以,治疗"骨错缝"首先要用治筋肉损伤的按摩法,筋舒方能有利于交错骨节的合缝。第二步手法是通过按压与扳拉,使肋椎关节原先移位交错的部位得到纠正,恢复关节的吻合。手法后再配合局部推按,则可使气血通畅。

注:腰脊胸腔洗方组成为乳香9g,没药9g,落得打9g,川乌6g,草乌6g,左秦艽9g,鸡血藤9g,干毛姜6g,川当归12g,川断条9g,海桐皮9g,地鳖虫6g,羌活12g,独活12g,水防风12g。(《魏氏伤科李国衡医案集》)

案16 陈某,女,61岁。

初诊(1994年12月6日) 主诉:前胸部挫伤疼痛1周。

病史:患者1周前不慎跌倒,前胸部挫伤,咳嗽及转侧时疼痛,反胃,恶心。

检查:胸骨柄中部压痛明显,稍有肿胀。脉数,苔薄腻。X线摄片胸骨未见骨折。

诊断:胸部内伤。

辩证:气机不畅,脾失健运。

治法:理气活血,和中止痛。

处方:橘络6g,枳壳4.5g,佛手片4.5g,降香片2g,生地12g,当归9g,桃仁泥9g,白芍9g,茯苓9g,杏仁9g,浙贝母9g,延胡索9g,甘草3g,白术9g。

同时伤膏方外贴。

二诊 内服7剂后,胸痛明显减轻,苔腻不化,纳差。

原方去生地、浙贝母苦寒药,加化湿健脾药瞿麦9g、藿香9g、白豆蔻2g、谷芽、麦芽各9g。

2周后,症状均见好转,以后服二陈舒肺汤。1995年1月10日复查,症状消失。

【按】胸骨外伤的同时亦伴有内伤,伤气为主者多见胸肋闷胀、气急,疼痛范围较广,走窜不定,咳呛,咳痰不畅,无固定压痛点。伤血为主者,则常见胸肋疼痛如针刺,痛处固定,范围较小,伤处微肿,局部按痛,咳嗽震痛,胸闷,重者疼痛剧烈,有咳血、吐血、日晡发热,不思饮食,不能平卧。气血两伤者,除上述症状以外,还有胸肋剧痛,烦闷,呼吸急促,吐血昏迷等。本病例属于胸胁内伤之伤气为主者,着重于内治方法。气滞血凝,胸闷咳痛,故理气活血宽胸。二诊由于气机不畅,脾运不佳,故加健脾化湿药,并去生地、浙贝母等苦寒药,以免碍胃。二陈舒肺汤为魏氏伤科秘方,医院有成药备用,用于内伤屏气、胸部闷痛、咳嗽气急者。

注:二陈舒肺汤组成为红陈皮9g,杭白芍9g,炙马兜铃9g,清半夏9g,炙枇杷叶9g(去毛、包),生甘草3g,江枳壳6g,泡麦冬9g,白茯苓9g。(《魏氏伤科李国衡医案集》)

案17 余某,男,61岁。

初诊(2007年3月15日) 胸背疼痛伴双下肢拘禁2年余。患者胸背腰脊疼痛2年余,伴两下肢拘禁、无力。时有双下肢抖动抽搐,足跗肿胀,胃纳及大便均可,小溲欠畅。检查:轮椅推人,仅能扶持下站立,双腿霍夫曼征(±),双下肢肌力4级,肌张力正常,胸椎压痛(+++),咽(+++),膝、跟腱反射(+),下肢病理征(-),双下肢皮肤感觉对称、正常。舌质暗,舌苔薄,脉细弦。检查(物理检查):外院MRI检查示:$T_9 \sim T_{10}$平面后纵韧带钙化,硬脊膜受压。中医诊断:胸髓压迫症(气虚血瘀)。西医诊断:胸髓压迫症。

辨证:气滞血瘀,经脉失畅。

治法:益气通络,活血化瘀。

处方:炙黄芪15g,党参、丹参各15g,全当归9g,赤芍、白芍各12g,大川芎9g,大熟地12g,炒白术12g,茯苓、茯神各15g,左秦艽9g,炒防风12g,巴戟天18g,淫羊藿18g,石菖蒲18g,淡远志9g,鸡血藤12g,川牛膝12g,大玄参12g,炙甘草6g,大红枣10g,熟附片9g。

上药14剂,每日1剂,分两次服用,服药同时口服麝香保心丸2枚。嘱药渣装入毛巾袋中热敷背部,每日1~2次,每次待药渣凉后即可。

二诊(2007年4月12日) 服药14剂后疼痛已明显缓解,自感下肢逐步有力,扶持下行走见稳,但小溲未见明显畅感,背部牵掣感仍在。

故再予原方加味软柴胡9g,车前子草各9g,续服。

随访：患者于 2 个月后复诊,诉诸症均缓,已能自行扶单拐行走,小溲亦畅,精神清振。要求服用成药,故予蝎蜈胶囊 3 粒、每日 2 次,及血塞通 3 粒,每日 2 次长期服用。

【按】内伤学说是上海名老中医石筱山前辈在总结传承中医传统理论后,援引中医古籍中的相关理论,最早在骨伤科教材中创立的,其以气血理论为中心的辨证思维也是施氏目前治疗的首要法则。王清任于《医林改错》中云:"治病之要诀,在明白气血,无论外感内伤……所伤者无非气血。"《素问·至真要大论》云:"疏其气血,令其条达,而至和平。"就说明了自古以来,调和气血为医家所崇尚的治疗首则。(《海上名医医案心悟·施杞》)

案 18 刘某,女,15 岁,深圳市人。

于 2015 年 7 月 6 日住院,7 月 27 日出院。

主诉:脊柱侧弯 1 年,胸骨右侧疼痛 3 个月。

现病史:患者 1 年前发现脊柱侧弯,但无特殊不适,未治疗。3 个月前无明显诱因出现胸骨右侧疼痛,痛处拒按,无发热等其他不适,自行外擦药物后症状无缓解。1 个月前诊断为"肋软骨炎",口服消炎镇痛药及外敷双柏散治疗,症状仍无明显改善,遂来就诊。

体检:双肩不等高,胸椎向右侧凸,背部呈"剃头刀样"畸形,胸骨右侧第 2 至第 5 胸肋关节处压痛(+),微肿,腰椎向左侧凸,无明显压痛。

辅助检查:2015 年 7 月 3 日脊柱 DR 呈"S"形侧弯,胸段向右侧凸,Cobb 角 36°;腰段向左侧凸,Cobb 角 22°。腰曲呈上弓下曲型,椎曲Ⅲ级。

诊断:① 青少年特发性脊柱侧弯症。② 肋软骨炎。

治疗:

(1)理筋:于脊柱凹侧行中药熏蒸、中药热敷包治疗;运用推拿手法对胸腰段竖脊肌、肋间内外肌、腰大肌及腹肌进行松解。

(2)正脊骨:用提胸过伸法、胸腰旋转法和定点腰椎改良斜扳法进行整脊复位。

(3)调曲:先行一维调曲法,1 周后改行三维调曲法。

(4)功能锻炼:练习"健脊强身十八式"中的第 5 式、第 6 式、第 7 式、第 8 式、第 9 式、第 10 式。

以上治疗每日 1 次,10 次为 1 个疗程,休息 1 日。经过两个疗程的治疗,胸骨右侧疼痛完全消失,脊柱侧弯明显改善,嘱患者坚持锻炼。9月7日复查全脊柱DR胸椎无侧弯,腰段轻度向左侧凸,Cobb角5°。(《韦以宗医案医话文集》)

案19 秦某,女,23岁,家务。

初诊(1961年4月13日) 右侧第2肋骨,胸骨端疼痛,局部隆起,同侧胸部闷热已10个月。患者于1960年6月间,无明显诱因,而觉右侧第2肋骨近胸骨部隐痛,数日后加剧,不能触碰,曾在某院拍片否定肋骨结核,曾用青、链霉素及服复方阿司匹林等药治疗4个月未愈,以后疼痛可忍,但动时加剧,压之亦然。1961年4月初疼痛加剧,不能转侧,胸闷热感加重,患侧上肢不能上举,肋骨隆起又甚,局部不红,终日痛不可忍,夜不能寐,故来院求治。

检查:发育正常,营养中等,表情痛苦,上半身呈被动状态。体温37℃,脉弦稍数,舌苔黄,右侧第2肋胸骨端有明显隆起,皮色正常,按之无波动。血象:白细胞计数$9.5×10^9$/L,中性粒细胞百分比65%,淋巴细胞百分比34%,大单核1%。诊为非化脓性肋软骨炎。治以清热解毒,疏通气血。投解毒定痛汤。处方:

金银花15g,连翘9g,蒲公英15g,紫花地丁15g,黄柏12g,桔梗12g,黄芪15g,乳香、没药各9g,防风3g。

2剂,疼痛大减,胸部闷热感即轻,可以入睡。原方再服2剂后,疼痛基本消失,只觉局部有木胀感,隆起局部有消减,又服上方2剂,以巩固疗效。

于1个月后随访,已毫无痛感,且能担水数担,不感疼痛,隆起部大部消退,但较对侧稍高。又追访2年余,未曾复发。

【按】非化脓性肋软骨炎,又称之秦齐氏病,本病为肋软骨非化脓性肿胀,吸收缓慢,疼痛剧烈缠绵,疼痛消失后,往往于较长时间内遗有肋软骨肿胀不消。无特效疗法。据此案证情,乃由风热之邪入于经络,邪从火化,毒热交炽,气血壅遏不通,不通则痛,久之气血郁闭,壅塞局部,而致肿胀,此采用清热解毒,疏通气血的"解毒定痛汤"而获治愈合。(《疑难奇症案汇》)

案20 陈某,男,60岁。

初诊(1982年7月8日) 症状:半个月前乘火车,因急刹车撞于人之肘部,胸壁剧痛,不敢深呼吸,下车后到医院急诊,予封闭,嘱休息,当时症状减轻,入夜,不能平躺,痛不能眠,翌日又至医院,伤侧给重叠如覆瓦状胶布固定,胸痛不见减轻,反觉胸闷较前难受,共固定2周,转来门诊。诉仍不能左侧卧,深呼吸或咳嗽时,前胸疼痛,平素感胸闷不适。

检查:去除胶布,左前腋线附近第8、第9、第10肋骨处有压痛,以第9肋骨压痛最明显,该处较健侧稍肿。

治疗:在第9肋骨及其上下缘各按摩400下,第8、第10肋按摩100下,然后双手掌沿肋骨走向分放在受伤处上下,令患者咳嗽,同时按压而推搓之,如此5遍,结束治疗,患者立即感胸部舒畅,疼痛减轻。

1982年7月10日经第一次手法按摩后,左侧卧胸壁痛减轻,深呼吸仍感轻度疼痛。

1982年7月12日左侧睡已不痛,咳嗽时仍有轻度胸痛。

1982年7月14日治疗如前。

1982年7月16日晨起大便,或咳嗽,不觉胸痛,若无病然,停诊。(《段胜如正骨按摩经验》)

胁
肋
痛

参考文献

［1］王九思,等辑.难经集注[M].吕广,等注.北京:商务印书馆,1959.

［2］黄帝八十一难经[M].中国古代科技名著译丛.沈阳:辽宁教育出版社,1996.

［3］杨上善.黄帝内经太素[M].北京:人民卫生出版社,1955.

［4］王冰注.重广补注黄帝内经素问[M].北京:学苑出版社,2009.

［5］史崧重编.灵枢.[M].第2版.河北医学院校释(上、下).人民卫生出版社,2009.

［6］郭霭春.黄帝内经灵枢校注语译[M].贵阳:贵州教育出版社,2010.

［7］王叔和.脉经[M].北京:商务印书馆,1959.

［8］黄帝针灸甲乙经(新校注)[M].北京:中国医药科技出版社,1990.

［9］巢元方.诸病源候论校注(上、下)[M].丁光迪主编校注.北京:人民卫生出版社,1991.

［10］孙思邈.备急千金要方[M].李景荣,等校释.北京:人民卫生出版社,1997.

［11］王焘.外台秘要方[M].高文铸,等校注.北京:华夏出版社,1997.

［12］王怀隐.太平圣惠方[M].北京:人民卫生出版社,1958.

［13］赵佶.圣济总录[M].北京:人民卫生出版社,1962.

［14］李杲.脾胃论[M].沈阳:辽宁科学技术出版社,1997.

［15］李东垣.兰室秘藏[M]//张年顺,等.李东垣医学全书.北京:中国中医药出版社,2006.

［16］张元素.医学启源[M]//郑洪新.张元素医学全书.北京:中国中医药出版社,2006.

［17］刘完素.黄帝素问宣明论方[M].北京:中国中医药出版社,2007.

［18］朱丹溪.丹溪心法[M]//田思胜,等.朱丹溪医学全书.北京:中国医药出版社,2006.

［19］滑寿.难经本义[M].北京:人民卫生出版社,1995.

［20］滑寿.十四经发挥[M].北京:中国医药科技出版社,2011.

［21］缪希雍.神农本草经疏[M].郑金生校注.北京:中医古籍出版社,2002.

［22］李中梓.医宗必读[M].王卫,等点校.天津:天津科学技术出版社,1999.

［23］孙一奎.赤水玄珠全集[M].北京:人民卫生出版社,1986.

［24］孙一奎.医旨绪余[M]//韩学杰,张印生.孙一奎医学全书.北京:中国中医药出版社,1999.

［25］孙文胤.丹台玉案[M].北京:中医古籍出版社,2012.

［26］薛立斋.内科摘要[M]//盛维忠.薛立斋医学全书.北京:中国中医药出版社,1999.

［27］武之望.济阴纲目[M].鲁兆麟主校.沈阳:辽宁科学技术出版社,1997.

［28］汪机.医学原理[M]//高尔鑫.汪石山医学全书.北京:中国医药出版社,1995.

［29］王纶.明医杂著[M].沈凤阁点校.北京:人民卫生出版社,1995.

［30］秦景明.症因脉治[M]//曹炳章.中国医学大成.上海:上海科学技术出版社,1990.

［31］朱橚,等编.普济方[M].北京:人民卫生出版社,1983.

［32］徐春甫.古今医统大全[M].崔仲平,王耀廷主校.北京:人民卫生出版社,1991.

［33］虞抟.医学正传[M].北京:人民卫生出版社,1965.

［34］张介宾.类经[M].范志霞校注.北京:中国医药科技出版社,2011.

［35］张介宾.景岳全书[M].赵立勋主校.北京:人民卫生出版社,1991.

［36］李梴.医学入门[M].田代华,金丽等点校.天津:天津科学技术出版社,1999.

［37］赵献可.医贯[M].北京:人民卫生出版社,1959.

［38］吴崑.医方考[M].傅衍魁,等点校.北京:人民卫生出版社,1990.

［39］李用粹.证治汇补[M].竹剑平,江凌圳,王英,等整理.北京:人民卫生,2006.

［40］吴谦,等.御纂医宗金鉴[M].北京：人民卫生出版社,1998.

［41］徐大椿.杂病证治[M]//徐大椿医书全集.北京：人民卫生出版社,1988.

［42］高鼓峰,等.医宗己任篇[M].北京：人民卫生出版社,1959.

［43］张璐.张氏医通[M]//张民庆,等.张璐医学全书.北京：中国中医药出版社,1999.

［44］王清任.医林改错[M].北京：人民卫生出版社,1991.

［45］石印玉,等.石筱山、石幼山治伤经验及验方选[M].上海：上海中医药大学出版社,1993.

［46］林子顺,王和鸣.林如高[M].北京：中国中医药出版社,2003.

［47］上海市中医文献馆.跟名医做临床骨伤科难病[M].北京：中国中医药出版社,2009.

［48］胡劲松,李飞跃.魏氏伤科李国衡医案集[M].北京：中国中医药出版社,2020.

［49］方松春,黄素英.海上名医医案心悟[M].上海：上海交通大学出版社,2011.

［50］陈文治,等.韦以宗医案医话文集[M].北京：中国中医药出版社,2017.

［51］王俊华.疑难奇症案汇[M].福州：福建科学技术出版社,1986.

［52］石印玉.石氏伤科集验 石筱山、石幼山医案合集[M].上海科学技术出版社,2010.

［53］程杏轩著.医述[M].合肥：安徽科学技术出版社,1983.

［54］张锡纯.医学衷中参西录[M].北京：中国中医药出版社,2017.

［55］李时珍.本草纲目[M].武汉：崇文书店,2008.

［56］丹波元坚.杂病广要[M].北京：人民卫生出版社,1983.

［57］徐春甫.古今医统大全[M].北京：人民卫生出版社,1991.

［58］张璐.本经逢原[M].北京：中国中医药出版社,2007.

［59］赵濂.伤科大成[M].上海：上海古籍出版社,1996.

［60］杨继洲.针灸大成[M].天津：天津科学技术出版社,2017.

［61］徐凤.针灸大全[M].北京：人民卫生出版社,1987.

［62］江瓘.名医类案[M].北京：人民卫生出版社,2018.

［63］魏之琇.续名医类案[M].北京：人民卫生出版社,1957.

［64］叶天士.临证指南医案[M].北京：华夏出版社,1995.

［65］皇甫中.订补明医指掌[M]//刘鹏举.中医古籍临证必读丛书(内科卷).长沙：湖南科学技术出版社,1992.

［66］孙一奎.孙文垣医案[M].北京：中国中医药出版社,2009.

［67］叶天士.叶氏医案存真[M].北京：中国中医古籍出版社,2017.